発達障害 工夫しだい 支援しだい

私の凸《でこ》凹《ぼこ》生活 研究レポート2

はじめに

この本を手にとってくださった方に、最初にお伝えしておかなければならないことがあります。

それは、この本はよくある「こうすればうまくいく！」という「ノウハウ本」ではないということ。

私自身は、「発達障害」の人に「こうすればうまくいく！」という「共通のノウハウ」は、ないと考えています。

なぜなら、私は、「発達障害」とは「普通の型にはまらない例外」だと考えているからです。「型にはまらない形」は無限のバリエーションがあります。ですから「このパターンにはこうすればOK！」というフツウの人向けの（型に収まる範囲の）マニュアルが使えないのは、当たり前のことなのです。ましてや、型にはまらない無限のバリエーションすべてに共通するマニュアルなんて、作れるわけがありません！（きっぱり）。

私自身が、ブログで自分の試行錯誤の経験を書いているのも、「そのまま模倣すればうまくいく」と言っているのではなく、「うまくいく方法を見つけるまでの考えるプロセス」や「自分に合わせて調整するプロセス」を知っていただきたいという思いからなのです。

どんなノウハウも「自分に合わせて調整する」プロセスなしに、他の人の方法が「そのままあてはまる」ことはほとんどありません。これは、発達障害の人だけでなく、フツウの人にも当てはまることです。

例えば、この世の中に「○○がうまくいく100の方法」なんていうノウハウ本が山ほど出版されて、ベストセラーになったものもたくさんあります。その読者だけでもかなりの数がいて、実践した人もたくさんいるでしょう。ということは、うまくいく人が大量生産されるはずです。でも、世の中を見渡しても、実践してうまくいった人が大量生産されているようには感じられません。

なぜなのでしょうか？

それは、ノウハウ本を「完全模倣」しても、それが自分自身の性質とかけ離れていると全く機能しないか、無理が生じて継続できないからだと思うのです。

「発達障害」のある人は、十人十色、百人百色の特殊な特性をもっています。他の「発達障害の人」は、自分と全く違う別物なのです。そのことを考えに入れずに、「あの（発達障害の）人がうまくいったから、自分も同じようにやればうまくいくに違いない！」と考えてしまうこと自体が誤りなのです。

ですから、まず第一に、当事者も家族も支援者も、「発達障害は、こうすればいい」という「ノウハウ」や「マニュアル」を求めることをやめて、他人の「完全模倣ではうまくいかない」ということをはっきりと意識すること、これが一番重要だと思うのです。

発達障害の人は、「世界に一つのオーダメイド品」に例えるとわかりやすいかもしれません。世界に一つしかないのですから、マニュアルもこのオーダーメイド品のためだけのものを作らなければなりません。

そう！　発達障害の人が上手に生きるためのマニュアルは、きちんと発達障害の当事者と正面から向き合って、それぞれの当事者にオリジナルのマニュアルを丁寧に作りこんでいかなくてはならないものなのです。

ですから、この本に書かれている私が試した方法を、「完全模倣」してもダメだと思っています。その発達障害の人の特性と私のもつ特性は全く違うのですから。

「発達障害」というカテゴリーの中のそれぞれの当事者の特性は、「家電製品」というカテゴリーの中で炊飯器と冷蔵庫ぐらいの違いがあるのです。炊飯器の取り扱い説明書を冷蔵庫に当てはめようとしても使えないのは当たり前ですよね。

でも、「オーダーメイドの取り扱いマニュアルなんて、どうやって作ったらいいかわかんないよ」という方が多いと思います。そういう方にとって、この本にはたくさんのヒントが詰まっていると思います。

この本は、私自身が「自分の取り扱いマニュアル」を作るために試行錯誤した過程や、そもそもの「マニュアルを作る」ためにどんな考え方や考えるプロセスが必要なのか、ということを中心に書きました。この本が、「発達障害の人がうまく生きるためのオリジナルマニュアル」を〝作るため〟のたくさんのヒントとなり、みなさんが自分流にアレンジした「オリジナルの自分マニュアル」を作って、よりよい生活を送っていただければと思います。

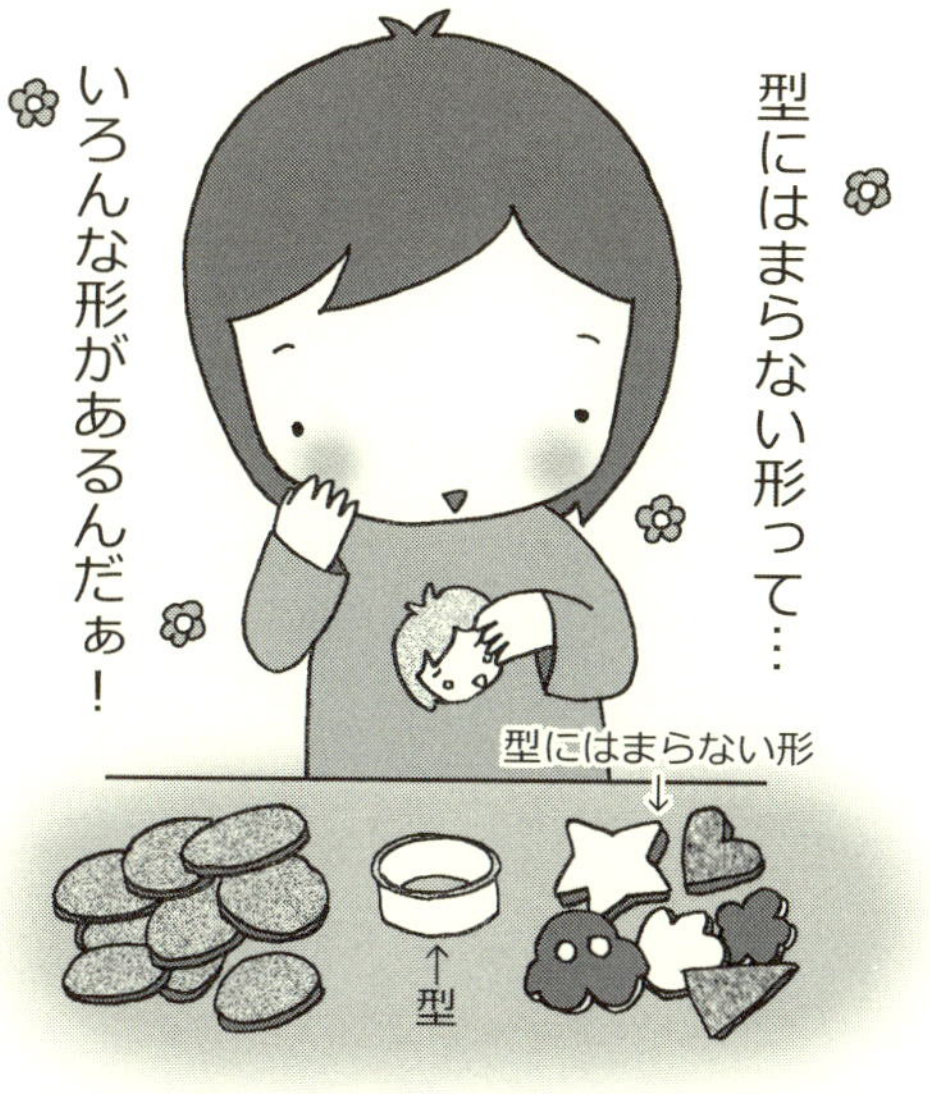
型にはまらない形って…
いろんな形があるんだぁ！
型にはまらない形
↓
↑型

Contents
目次

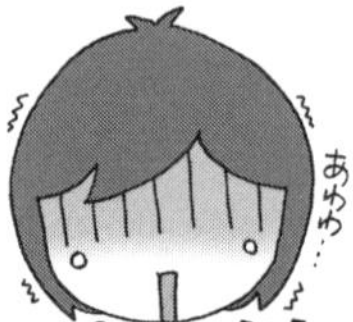

2章　自分に合った管理術をさがす

3章　気持ちの理解は難しい?

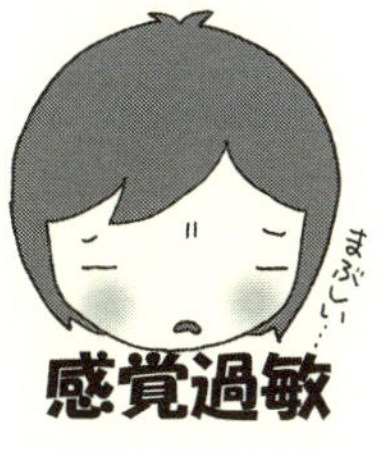

4章　自己肯定感を土台にする

5章　当事者の目線と疑問

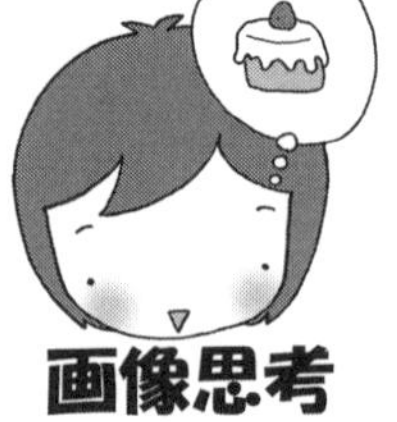

私が診断されるまで……

私は、30 代後半になってアスペルガー症候群と診断されました（詳しくは、前著『アスペルガー症候群だっていいじゃない』をご覧ください）。そんな私の幼少からの様子を簡単に紹介したいと思います。

幼児期…暇と紙があれば絵を描きまくる。好奇心旺盛で勝手に動き回って親を困らせる。親と手をつなぐのが大嫌い。はしかにかかって以降、高熱で寝込むことが増え、無口なおとなしい子になる。休み時間は、一人で黙々と砂場で創作活動。

小学校…勉強も体育も最下位を争う。いじめられて、自分は「ダメな子」と自覚する。水泳の授業で、「学年で最後まで泳げない２人」に入った。母の勧めでソフトボールを始めるが、あとから入った子にどんどん追い越される。「この世は実力がすべて」と悟る。

中学校…試験前だけまじめに勉強し成績が急上昇。美術が得意だったが、なぜか「自分は職業として絵を描くのはムリ」と悟り、幼少期からの「絵かき」になる夢をあきらめる。

高校…地元の公立高校に進学。超自由な校風に個性が花開く。塾で出会った物理と数学の先生により、理数系に目覚める。

大学・大学院…国立大学に進学したが、学生たちに全くなじめず、大学院では教官などとの人間関係が悪化。うつ病になり中退。人生をリセットしたくて、アルバイト先だった塾の講師として就職。たくさんの子どもたちとのふれあいの中で生きる力を取り戻した。

会社…一念発起して IT 業界へ転職。数回の転職と数年の派遣生活でキャリアを積み上げ、現在の IT 系企業に入社。しかし上司との人間関係が悪化し休職。

休職…休職中、悪化をたどるうつ病に疑問を感じるなか、本屋で見つけた大人のアスペルガー症候群の本を読んだことから、自分もそうではないかと疑う。当時受診していた医師からは否定されたが、紹介された発達障害専門の医師（現在の主治医）により、アスペルガー症候群と診断される。アスペルガー症候群のことを本などで調べれば調べるほど落ち込むが、前向きな本などに出会うことで、「それは才能である」ということに気づく。同じような思いをしている人たちに情報を発信したいと思い、ブログ「私はアスペルガー症候群でしーた♪」を始める。

復職…主治医の勧めで、会社と連携し「アスペルガー症候群」であることをオープンにして、別の部署で復職。

アスペルガー症候群のあすぺさん

あすぺさんは、この本の漫画に登場する発達障害、アスペルガー症候群の女性キャラです。あすぺさんはこんな人です！　と言いたいところですが、発達障害の人の得意不得意のバリエーションは十人十色です。ここで紹介するのは、星の数ほどあるバリエーションの内のたった一つの例。私、しーたの特性が中心になっています。

でも、あすぺさんは、私でもあり、あなたでもあるかもしれません、隣人であるかもしれません。そんな目で、このあとからお読みください。

※あすぺさんの命名については、前著「アスペルガー症候群だっていいじゃない」をご覧ください。

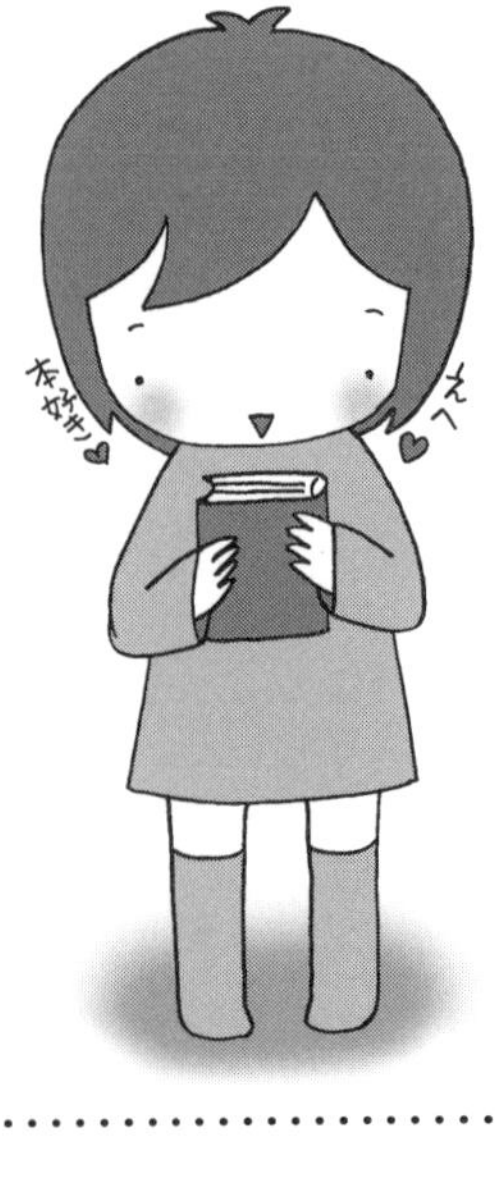

本を読むのが大好き

私もそうですが、本を読むのが好き。新しい知識を吸収することが楽しいという、発達障害の人が多いようです。特に、好奇心や知識欲が強いタイプは研究者に向いているようです。

同時に２つ以上のことができない

電話を聞きながらメモを取る、話をしながらご飯を食べるなど、「〜しながら」ができません。

当たり前のことができないことへの強い劣等感

フツウの人がなにげなくできることが、いくら努力してがんばってもできない、ということがあります。そのため、劣等感や自己否定感が強くなりがちです。

モーレツな集中力
（過集中）

一つのことしかできない代わりに、自分の得意なことを始めると、その集中力はモーレツです。呼ばれても気づかず、時間も忘れてひたすら自分の世界に夢中。ときに寝食を忘れるほど熱中します。

こだわりが強い

自分の中に独自の基準をもっています。それが悪い方向へ出ると、「わがまま」「頑固」と言われます。逆に、仕事の品質へのこだわりなど、よい方向へ出ると、「すごい人」「信頼できる人」などと評価されるという面もあります。

超小心者で「初めて」のことに弱い

ちょっとしたことでも、心臓がバクバクするほど驚いてしまうチキンハートのもち主。想定外のことに遭遇すると、パニックになってしまいます。それが他人からは怒っているように見えるようです。

特徴的な思考方法や記憶方法
（画像思考、カメラアイなど）

私は、ものを考えるときは、画像で考えます。そのため画像に結びつかないようなもの、耳で聞いたものは理解しにくいです。一部の発達障害の人には、見たものを写真で撮ったように画像として記憶をする人もいます。逆に、耳で聞いたほうがわかりやすいタイプの人もいるようです。

感覚過敏

光、音、触感、においなどを過敏に感じ取ってしまいます。私には視覚過敏があって、普通の明るさでも、「まぶしくて目がつぶれそう」と感じてしまいます。「聴覚過敏」の人が多いようです。

発達障害の特徴と診断基準

梅永雄二

発達障害とは、平成17年に施行された「発達障害者支援法」により、「LD、ADHD、自閉症、アスペルガー症候群その他の広汎性発達障害およびその周辺の障害」といった内容で定義されています。

本節ではアスペルガー症候群を中心に、関連する発達障害の解説を行います。

アスペルガー症候群の特徴

アスペルガー症候群は自閉症スペクトラム障害(ASD: Autistic Spectrum Disorder または Autism Spectrum Disorders)に含まれる障害です。言葉のやりとりの問題はなく、また知的にも高い人が多いため、ほぼ高機能自閉症と同義語として使われています。

ただ、自閉症スペクトラムの一種ですから、小さいときの遊びでは、おもちゃで遊ぶなどの「ごっこ遊び(見たて遊び)」がなかったり、友だちと一緒に遊ばない、注意の持続が難しい、激しいカンシャクを起こす、アイコンタクトが少ないか全くない、一つのこと(扇風機など)に固執する、変化を嫌う、ある特定の音や臭いに敏感、などの特徴を有しています。

とりわけ友人関係では、友だちがいない、友だちがほしいと思わない、友だちをほしくてもそのつくり方・関わり方がわからないため、集団活動が苦手な人が多いのもこの障害の特徴です。それは表情のような社会的コミュニケーションを読むことができない、つまり自分と異なる他人の感情を察することができないため、人の気持ちを無視してしゃべり続けることもあります。

また、時刻表や電話帳、地図、図鑑などに偏った興味を示し、ある面では学者並みの知識を有している人も多いわりには不器用な側面があり、ネクタイを締めることができない、靴のひもが結べないなど、能力にばらつきがあることから人の誤解を受けやすい障害です。

関連する用語として広汎性発達障害（PDD：Pervasive Developmental Disorder）という障害名が存在しますが、これは自閉症やアスペルガー症候群などを合わせた大きな分類であり、その下位分類に自閉症やアスペルガー症候群などが位置します。

ただ、自閉症もアスペルガー症候群も明確に分類することができないため、知的障害を伴う自閉症から高機能自閉症・アスペルガー症候群まですべてつながっているという考えのもと、現在では「自閉症スペクトラム障害」の用語が広く使われるようになってきています。

ＬＤ、ＡＤＨＤの特徴

ＬＤとは、Learning Disabilities の略語で、我が国では学習障害と訳されています。知的には障害はないものの、読むこと、書くこと、計算することなど特定の能力に障害がある人たちのことをいいます。

また、ＡＤＨＤとは、Attention Deficit Hyperactivity Disorder（注意欠如・多動性障害）

のことで、不注意、多動、衝動性などがある場合に診断されます。具体的な診断基準として
ハロウェルとレイティーは、ADHDのH（多動な面）を除いたADD（注意欠如障害）について、次ページの〈表〉のように示しています。
20項目中15項目に該当する場合に、ADDと診断されることになっています。

LD、ADHDは単独で存在する場合もありますが、多くの場合、自閉症・アスペルガー症候群などの広汎性発達障害と重複することも多いようです。とりわけ、ADHDの不注意や衝動性などは自閉症スペクトラムの多くが同様の特徴をもっているため、近年では「ADHD＋アスペルガー症候群」などのような診断を受ける人も増えてきています。

成人ADDの診断基準

1. 実力を発揮できていない、目標を達成できないという感覚（実際の成果にもかかわらず）
2. 秩序だった行動をとれない
3. 物ごとを先延ばしにする。あるいは、いつも取りかかりが遅れる
4. 多くの計画を同時に進めるが、大部分は最後までやりとげられない
5. 頭に浮かんできたことを話のタイミングや状況を考えずに口に出してしまう
6. 頻繁に強い刺激を求める
7. 退屈な状態に我慢できない
8. すぐに気が散る、注意の集中が難しい。読書や会話の最中に他のことを考え、上の空になる（ときには異常なほど集中することがある）
9. しばしば創造性や直感、高い知性を示す
10. 決められたやり方、「適切な」手順を守ることが困難
11. 気が短く、ストレスや欲求不満に耐えられない

12. 衝動的。言葉と行動の両面で衝動性が見られる（金銭の使い方、計画の変更、新しい企画や職業を選択する際の衝動性）

13. 不必要な心配を際限なくする。心配の種を自分からあれこれ探す傾向。実際の危険に対しては注意を払わなかったり軽視したりする

14. 心もとない不安感

15. 気分が揺れやすく、変わりやすい。特に他人と別れたときや仕事から離れたときに気分が不安定になる（ただし躁うつやうつ病ほどはっきりとした気分変動ではない）

16. 心が落ち着かない感じ（子どもに見られるような激しい多動ではなく、むしろ精神的なエネルギーの高揚に近い形で現れる。うろうろ歩き回る、指で物をとんとんたたく、座っているときに身体の位置を変える、仕事場や自分の机をよく離れる。じっとしているといらいらしてくるなど）

17. 嗜好の傾向（対象はアルコール、コカインなどの物質である場合と、ギャンブル、ショッピング、食事、仕事などの活動である場合がある）

18. 慢性的な自尊心の低さ

19. 不正確な自己認識

20. ADD、躁うつ病、うつ病、物質乱用、その他の衝動制御の障害または気分障害の家族歴

1章

苦手なことは工夫でカバーする

発達障害についての私の気づきと対応をご紹介します

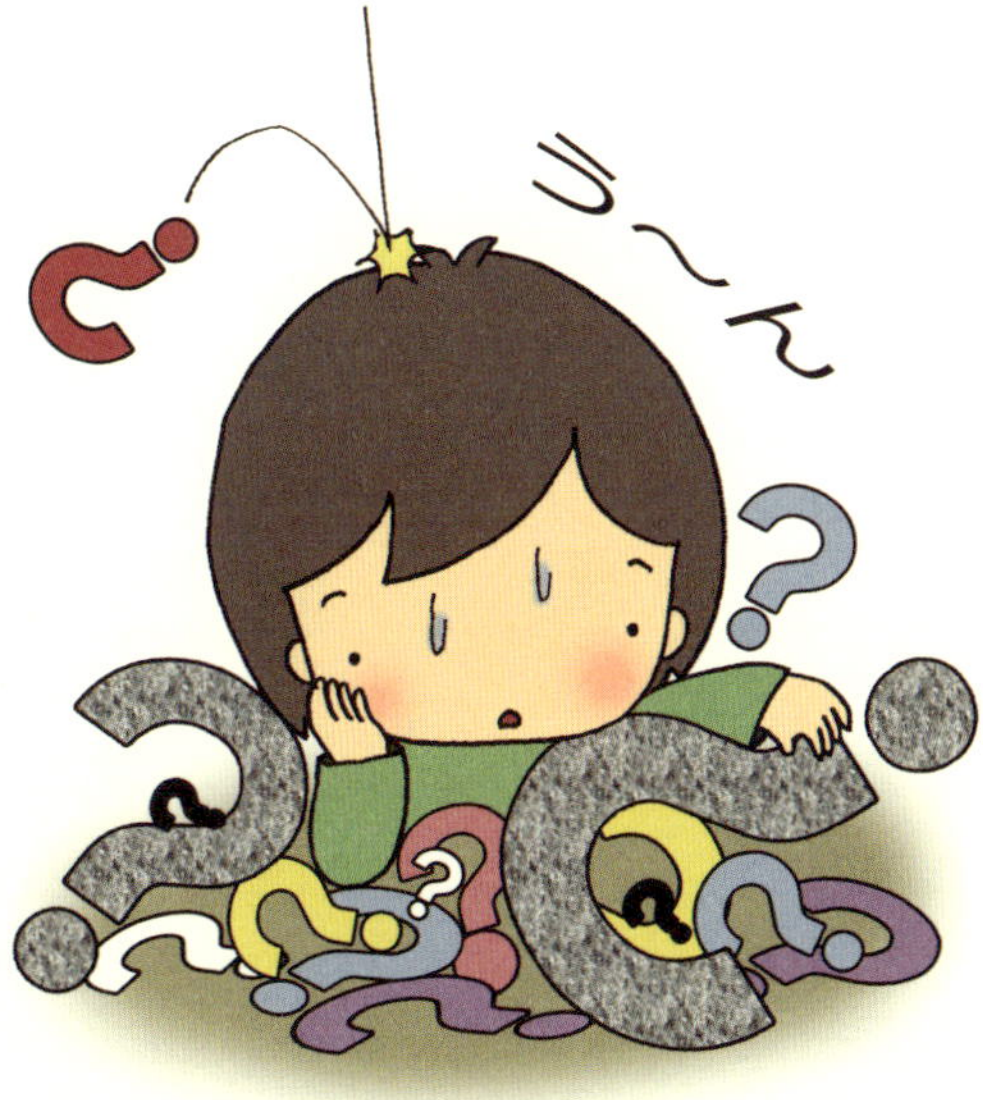

対人スキル

「過集中」による誤解を防ぐ

まじめに見えない

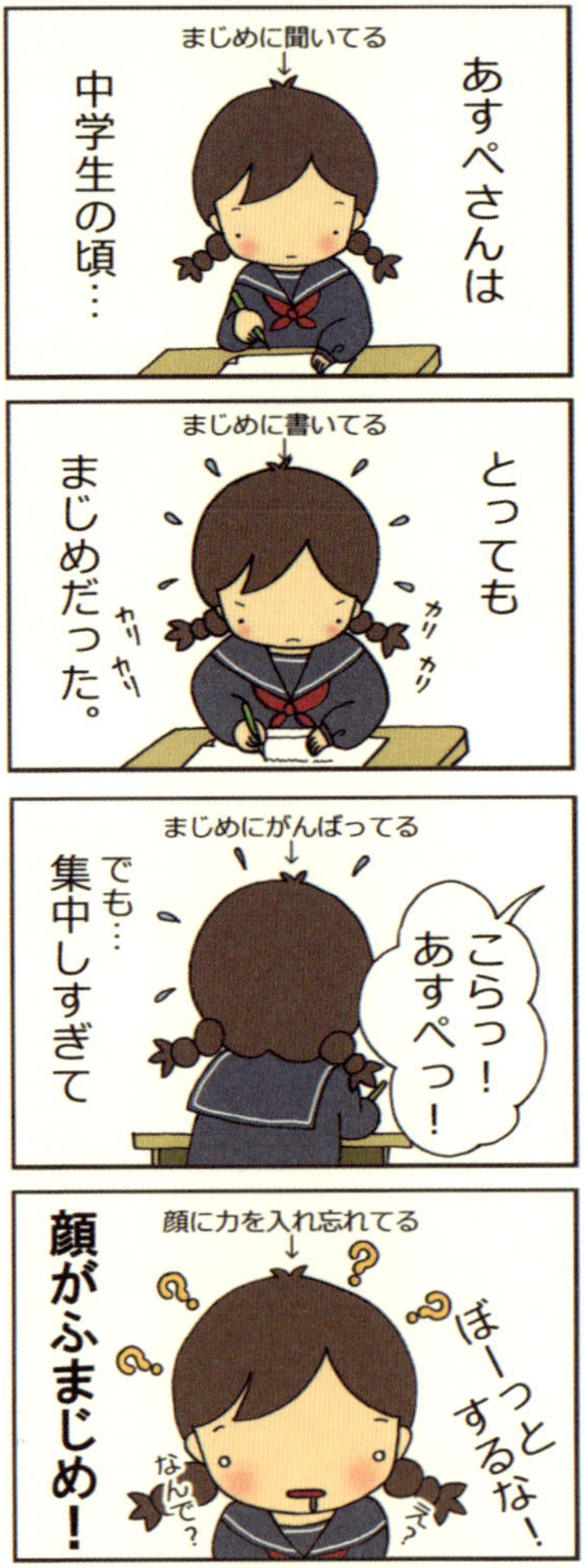
あすぺさんは
中学生の頃…
まじめに聞いてる
とっても
まじめだった。
まじめに書いてる
カリカリ
カリカリ
こらっ！
あすぺっ！
でも…
集中しすぎて
まじめにがんばってる
顔がふまじめ！
ぼーっとするな！
顔に力を入れ忘れてる
なんで？

発達障害の人は、一つのことに集中しすぎて周囲の状況がわからなくなる**「過集中」**という状態になることがあります。「そんなに集中できるなんてうらやましい！」と思われるかもしれませんが、実はこれがくせもので、周囲の人からあらぬ誤解とトラブルを招くことがあるのです。そんな私の体験をお話しします。

私は、中学生の頃、とてもまじめな生徒でした。授業はまじめに聞いてノートもきちんととって、成績もよかったです。もちろん、先生に目をつけられるような生徒ではありませんでした。

ところが、なぜかものすごく集中して授業を聞いているときに限って、先生に「こら！

しーた！　ぼーっとしてたらあかんぞ！」って怒られたのです。当時は、怒られた理由がわからず、「な、なんで？」と不思議に思っていました。漫画のような理由だと最近になってわかったわけですが……。

よく似たことで、実は、大人になってからも、こんなことがありました。

システムエンジニアの仕事中、自分の作業が終わって、少し暇だったので、まじめにモノを考えているふりをして、休憩してみました（いつもは、すぐに次の仕事をしてますよ！）。サボっていることを悟られないように、意識して顔を引き締めてまじめな表情で資料を見つめていました。もちろん、頭の中は、「はぁ～疲れた～今日の晩ごはん何にしよ～かな～」とか、どうでもいいことを考えていました。

すると、そのあとで職場のリーダーに、

「しーたさん、さっきすっごい賢そうな顔して考えてたねー。あんな賢そうな顔してんの初めて見たぁ～！　○○大学出てるって、ほんまやなーって思った（笑）」

「……って、私、普段どんだけアホ顔なんですか――――っ！」

「（はっ！）えっ？　あっ！　いやっ……その～」

どうも、私は、普段は**恐ろしくアホ顔**で仕事をしていたようなのです！（これはサボりを見抜いた嫌味とかではなく、本気の会話でしたから）

そう言われて、普段の自分の表情を意識してみると、確かに、過集中してパソコンでプログラムを組んでいるとき、気がつくと口は半開きで画面に顔を近づけて凝視しています。顔の筋肉は完全に脱力状態です。

ひと言で表現するなら、**ぽっか――――つんとした表情**です！

そう！　つまり私は、**考えることに集中しすぎて、顔の筋肉の制御を忘れてしまうのです！**

幼少の頃に、「テレビを食い入るように見ている顔が、気持ちが悪い」と母によく怒られました。おそらく、テレビは画像がメインですから、視覚優位な私にとっては、過集中しやすかったのでしょう。

確かに、テレビを見ていると、母が呼んでいるのに気がつかないことが多く、母は私が無視しているのだと思って「返事しなさい！」とよく怒りました。そのときも、私は「呼ばれた覚えないねんけどなぁ。なんでやろー？」と不思議に思っていました。

実は、過集中で一番困るのが、いまお話したような**「呼ばれても気がつかない」**ということなのです（アホ顔も、大事な場面でボーッとしているように見えるので困るのですが）。

私は、仕事中に過集中していると、誰かが呼んでもまったく気がつきません。

ですから、私は、職場がかわったり、新しいプロジェクトチームに入るときには、いつも最初に、**「私は集中すると、周りの音が聞こえなくなるので、もし呼んでも反応がなかったら、肩を〝ぽんぽん〟ってたたいてくださいね」**と、自己紹介するようにしています。こういう前フリをしておくことで、「無視している」と誤解されることを避けやすくなります。

例えば、過集中状態から現実の世界に戻ってきたときに、「(はっ！　きょろきょろ）あのぉ、今、もしかして、誰か呼びました？　なんとなく、呼ばれたような気がするんですけど……」と言うようにしています。そうすると、たいていの場合、誰かに呼ばれています。

「すみません……。集中すると、周りの音が完全に聞こえなくなるので……。呼んでもダメなときは、遠慮なく肩をぽんぽんしてくださいね」と、すまないオーラを全開で伝えるようにします。すると、たいていは「ものすごい集中力やな――！」と、感心してもらえるだけで済みます。少なくとも、誤解で怒られることは避けられます。

もしも、誰も呼んでいなかったとしても、

「すみません。集中すると呼ばれてもわからないから……。誰かに呼ばれてなかったか心配になっちゃったんです～ははは～」と、フォローすればＯＫです。

これを繰り返すうちに「しーたさんは、集中しているときは、呼んでも気がつかないらしい」ということが周囲の人に浸透します。うまくいけば「集中力がスゴイ人！」というプラスの評価をいただけることもあります。

実は、この過集中の問題だけでなく、アスペルガー症候群の人は、他人に誤解を招いてしまうことが多々あります。

そこで、私自身が、いつも気をつけているのは次の2点です。

（1）自分の特性を、できるだけ早い段階で、それとなく浸透させることで、誤解を未然に防ぐ。

自己紹介のときに、アピールしておくとよいです。その後、何かあっても、謝ったときに「あっ、そういえば、そんなこと言ってたなぁ」と、思い出してもらえます。そのことで、少し怒りが和らぎます。

「最初に前フリをして、みんなが忘れないように継続的に小ネタを振って、周囲に浸透させる」のがポイントです（笑）。

（2）「もしかして誤解されたかな？」と、思った瞬間に、すかさず謝って、どういう意図だったかをきちんと伝える。

こちらの思い過ごしだったとしても、「気遣い」をしていることが相手に伝わるので、いやな顔はされません。誤解されたかもと思った瞬間に間髪入れずに、謝ることが肝心です。ささいなことだと、このタイミングを逃すと伝えることができません。こうしたささいな誤解が積もり積もって、ある日、相手が爆発してしまうのです。

また、自分にとっては〝ささいなこと〟であっても、相手にとっては〝重大なこと〟かもしれません。それなら、なおさら誤解を解いておかないと、困ったことになります。「ささいなことだし、まっ、いいかぁ」と放置せず、ささいな誤解ほど、その場できちんと処理するようにすることが大切なのだと思います。

私は、仕事上のお客様に対しては、この2点の配慮を欠かさないようにしました。その結果、お客様からの信頼が厚く、顧客対応がうまいと言われるまでになりました。ところが、お客様への対応が多かった前の職場では、お客様への配慮だけでいっぱいいっぱいになってしまいました。そのために、私は社内の人に対して配慮が全くできなくなり、上司や同僚との人間関係がこじれ、やがて適応障害となって休職することになってしまったのです。

発達障害の人にとっては、人間関係を〝よく〟保つことは至難の業かもしれません。「ちょっと浮いている存在」でもいいので、人間関係だけはこじらせないようにしたいものです。

「誤解を招く特性は、前フリと継続的な小ネタ振りで周囲に浸透」で、みなさんは、私と同じ轍を踏まないように気をつけてくださいね。

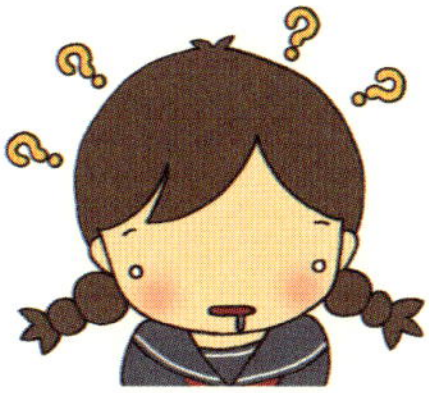

先の見通し

「のちほど連絡します」と言われたけど

私が、「ついやってしまうこと」のお話です。

電話をしていると、よく「のちほど、あらためてご連絡させていただきます」とか、「また、あとで電話するねー」とか言いますよね。

これが、実は困るんです…。こう言われて電話を切ったあと、いつ電話がかかってくるかわからないので、電話の前でかかってくるのを、じーっと待ってしまうのです。

いつかかってくるのかな……。

全く、たいした用事でもないのに、ただただ、じーっと待ってしまうのです。他のことをしながら待っていればよいということは、頭ではわかっているのですが、なかなかできないのが私の特性です。

いつまで待てば……？

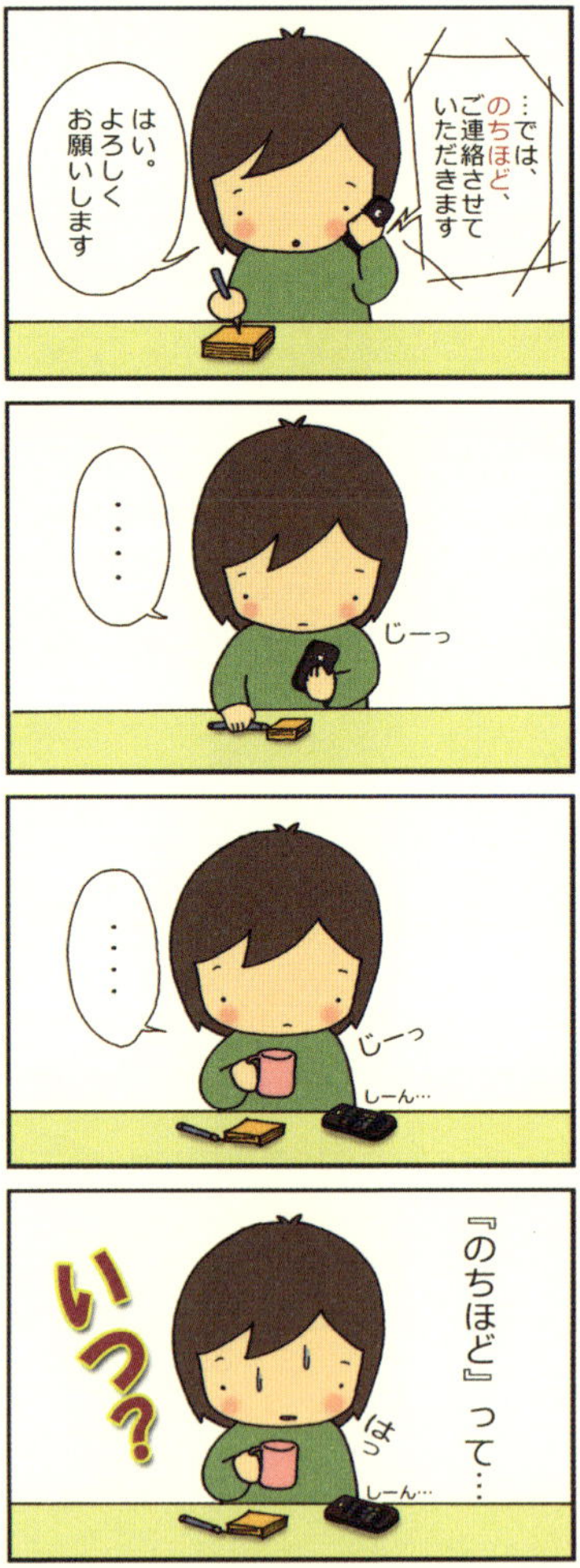
…では、のちほど、ご連絡させていただきます
はい。よろしくお願いします
・・・・
じーっ
・・・・
じーっ
しーん…
『のちほど』って…
はっ
いつ？
しーん…

私の頭の中では、「電話がかかってくるぞ!」と、まるで大事件のように感じているのです。

とはいえ、職場であからさまにじーっと電話を待っているわけにもいかないので、他のことをするのですが、気もそぞろ。ぜんぜん集中できません。何とかして他のことに集中すれば、電話のことを完全に忘れてしまえるのですが、なかなかそううまくいきません。


「あとで電話がかかってくる……」

これだけで、私の中では、電話を切ったあとの時間すべてのスケジュールが「電話がかかってくる」という予定で〝埋まった〟と感じてしまうのです。

電話がかかってくるまで、ずーっと心は緊張状態ですから、電話がかかってきて話が終わると、「ああ、ひと仕事やり終わった!」という気分で、どっと疲れます。ただ待ってただけなんですけどね(笑)。

せめて「10分後ぐらい」とか「4時ごろ」とか、目安を言ってもらえると助かるのですが。

でも、そう言われると、逆にその時刻が近づいてくると「まだ? まだ? まだ?」と、やっぱり電話に意識がくぎ付けになってしまいます。それでも、ずーっと待っているよりはマシですよね。


そこで、私は、ある程度、電話がかかってくるまでの時間を予測するようにしました。相手がどういう理由で電話を中断したかがわかっている場合は、その対応にどのくらいの時間がかかりそうかを考えます。その用件が終わってから電話をかけてくるでしょうから、多少は時間を予測できます。

といっても、なかなか当たるものではありませんし、やっぱり、予測した時間が近づくと、電話に意識がくぎ付けになります。

いずれにしても、かかってくる予定時刻がわかると「○時頃に電話がかかってくる！」という予定が増えたと感じます……。**私にとっては、「電話がかかってくる」というのは、れっきとした「イベント」なのです。**

ど～でもいい電話であっても、「電話をかける」と言われると、「会議」や「友だちと旅行」などの〝イベント〟と同じ重みで感じてしまうから困ったものです。

冷静に考えると、「バカだなー！　じーっと待っている必要ないやん」と自分でも思うので、「あーいかんいかん！　他のことすればいいやん！」と考えるようにしているのですが、うっかりしていると、やっぱり電話の前でじーっと待っている私がいます（笑）。どうも、じーっと待つほうが、私にとっては〝自然な流れ〟のようです。

もし、みなさんの周りの人が、電話の前でボーっとしているように見えたら、それは、本人的にはものすごく一生懸命に、真剣に電話を待っているのかもしれません。怒らないで、他のことに意識を向けるように促してあげてくださいね。

自己コントロール

初めては怖い！

初めての北海道

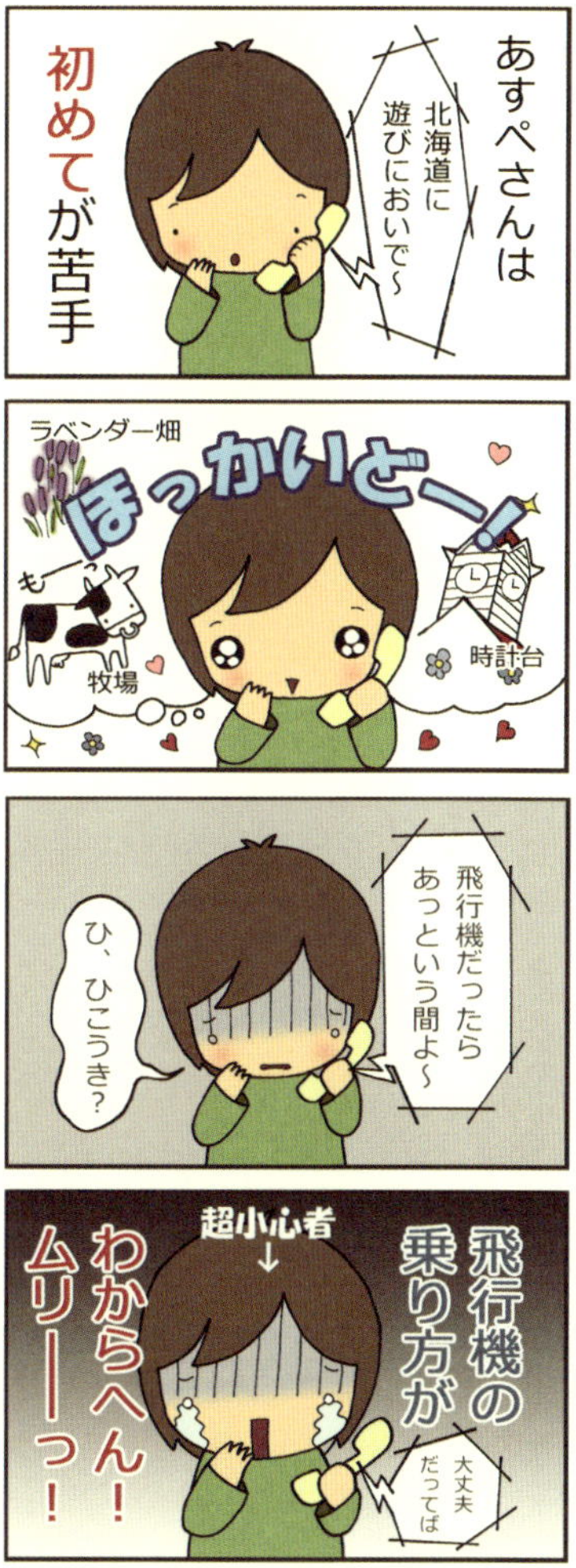

あすぺさんは
初めてが苦手
北海道に遊びにおいで～
ラベンダー畑
ほっかいどー！
もー
牧場
時計台
飛行機だったらあっという間よ～
ひ、ひこうき？
超小心者
↓
飛行機の乗り方が
わからへん！
ムリーっ！
大丈夫だってば

私は、初めてのことが、とにかくやたらに怖いです。

誰でも、経験のないことをするのはハードルが高いものですが、私の場合、そのハードルの高さが城壁ぐらいあるんです！　場合によっては、天まで届くほど高く感じられます！　私の原稿を読んだ方は、私がチャレンジャーな人間だと感じるようですが、実は**超超超小心者**なのです。ですから、自分がかなりの必要性を感じない限りは、新しいことになんてチャレンジしたくありません。

そう。この**「かなりの必要性を感じない限り」**がポイントなのです。

この「かなりの必要性を感じる」と、今まで天まで届くほどに高かった壁が、あっという間に無きがごとく低く感じるので、「うぉりゃあぁー!」と猪突猛進して跳び越えてしまったりするのです（というよりは、体当たりして壁を破壊するというほうが正しいかも!?）。

でも、「かなりの必要性を感じない」場合は、漫画のように、飛行機にすら一人で乗れません。だって、初めてで怖いから……。

何が怖いって……。

子どもの頃から、家族旅行なんて行ったことないし、親戚の家へは電車で行ける範囲に住んでいたし……。そんなわけで、飛行機に乗ることがないまま大人になってしまいました。仕事の出張も、幸いにも新幹線や特急で行ける範囲ばかりでしたので問題ありませんでした。

今までの人生で、飛行機に乗ったのは、社員旅行（海外）で乗った往復だけです。しかもそのときは、すべての手続きを会社でやってくれたので、私は当日、集合場所に行って、あとはみんなの後ろからついて行くだけでよかったのです。

それでも、パスポートを見せたり、ゲートをくぐるのが怖くて、ビビリまくりでした。だから、チケットの取り方も飛行機の搭乗手続きもわからないです!

そんなわけで、漫画のように北海道の知人のところへは、いまだに行けないままです。すみません……。

こんな私ですが、大きな野望をもっていたりします。それは、ヨーロッパに行くこと（特に

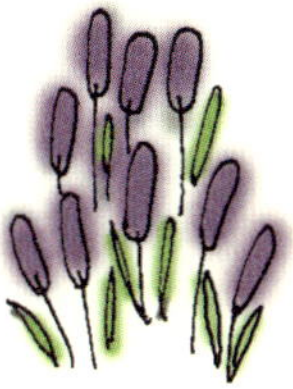

イギリスとデンマーク!」。でも、海外へ一人で行くなんて怖すぎます。
しかし! かなり「行きたい」ボルテージが徐々に上がってきているので、そのうち、ポーンと壁を飛び越えてしまうかもしれません。

そう。これなんです。

何かのきっかけで、猛烈な「○○したい!」欲求にスイッチが入ると、猛烈なチャレンジャーへと変身してしまうのです。一度、チャレンジャーに変身してしまうと、私は猪突猛進! やり遂げるか、自分が壊れるまで突っ走ってしまいます。

そんな私の姿は、第三者からすると意味不明なようです。

一般的には、よほどのことがない限り、チャレンジするかどうかは難易度で判断します。難易度で考えると、私のやることはめちゃくちゃです。難易度がめちゃくちゃ高いことに果敢に挑むかと思えば、他の人だと「は?」というような難易度の低いことで、しり込みしたりするわけですから、意味不明でしょうね……。


実は、私の優先順位は、「自分がやりたい欲求が強い順」なのです。やりたいこと以外は、全部、ハードル(壁)がめちゃくちゃ高いからイヤ! やりたいことのためなら、何があっても負けへんでっ! でも、やりたくないことは、絶対やだやだ! 怖い! 怖い!

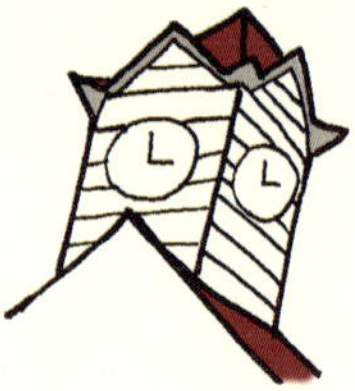

もちろん、この状態をそのままむき出しでは、社会生活で困ること続出です。でも、これもコントロールしだいでなんとかなります。

仕事ですべきことは、全部「かなりの必要性を感じる」のでガンガンやります。でも、自分の部屋の掃除はやだやだ！　他人に迷惑がかからないところで、「やだやだ！」を出すぶんには大丈夫。自分が「かなりの必要性」を感じるまで放置でOK！　と割り切ることにしています（笑）。

私も子どもの頃は、このコントロールがうまくできなくて、しなければならないことは、とにかく「あと回し！」でした。夏休みの宿題は、いつも8月31日に泣きそうになりながらやってました。

そんな私でも、40年近い人生経験から（多少）学習して、少しずつコントロールができるようになってきました。

それが、**自分が「かなりの必要性を感じる」ように（強引にでも）理由をつけて「やる気」を出させる**ということ。

発達障害のお子さんがいやがっている場合に、「その子が納得できる必要性」を説明して納得すると、自発的にできるようになるかもしれません。

ただし、発達障害の人の納得ポイントはフツウの人とは少し違っていることがあります。ですから、**納得できる説明をするためには、その子の「独自の納得ポイント」を、普段から観察してつかんでおくことが必要**ですね。

ちなみに、同じ人でも、年齢とともに価値観が変化すると「納得ポイント」も変わります。「最近、なんだか、昔みたいにやる気が出ないのよね〜」という人は、昔とは「納得ポイント」が変わったのかもしれません（※）。

普段から自分自身の価値観や「納得ポイント」の変化を意識することで、やる気をコントロールして上手に生活しましょう！

※やる気の出ない原因が、二次障害のうつなど病気の場合もあります。うつ病のチェックに当てはまる場合は、きちんと医師と相談してくださいね。

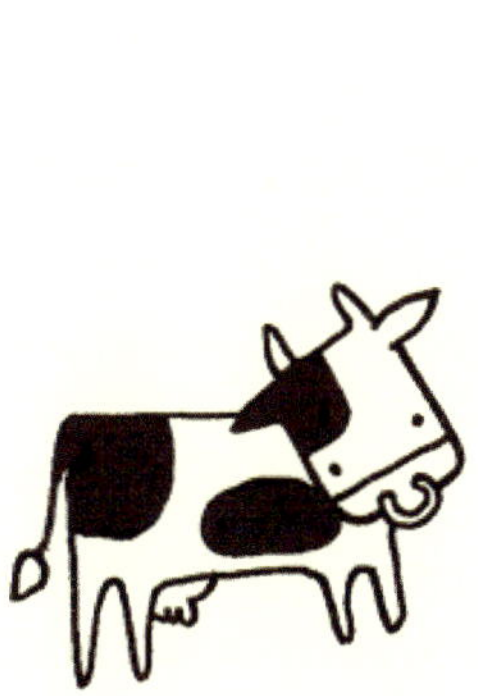

理解

手先が「不器用」は間違い？

好きこそ物の上手なれ

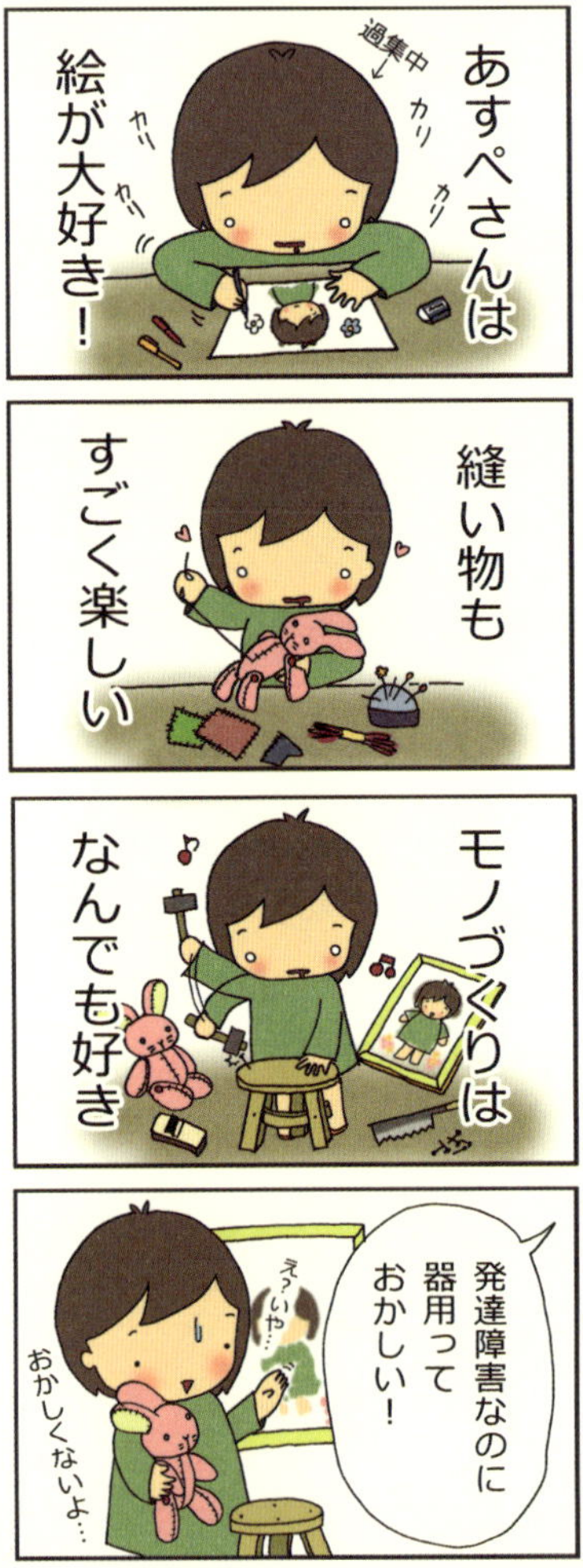
あすぺさんは
絵が大好き！
過集中
縫い物も
すごく楽しい
モノづくりは
なんでも好き
発達障害なのに器用っておかしい！
え？いや…
おかしくないよ…

発達障害の特徴の一つとして「不器用」が強調されることが多くあります。実際に、協調運動がうまくできず不器用な方が多いことは事実です。

けれど、それはあくまでも「苦手」の能力が、協調運動の部分に出たタイプの人の例であって、すべての発達障害の人が不器用だということではありません。「発達障害だから不器用」「器用だから発達障害じゃない」とか、そういう単純な問題ではないのです。

私自身は、フツウの人よりも器用に細かい作業ができ、子どもの頃から「器用な子やなー」と言われていました。小学校4年生でフランス刺繍の基礎を教えてもらったときも、大人顔まけのできでしたし、フェルト布でマスコット人形を縫ったり、高校生の頃には自己流ながらも型紙を元に自分の服を縫ったりもしていました。

図画工作、技術家庭科はずっと得意科目でした。料理、工作、裁縫、絵画など、とにかく「モノを作る」こと全般が得意でした（現在の仕事のプログラミングも私の中では料理や裁縫と同じ「モノ作り」という感覚であって、「コンピューターだから」という特別な感じは全くありません）。

実は、これは私だけではありません。芸術方面で才能を発揮する発達障害の人が多くおられます。つまり、「発達障害＝手先が不器用」というイメージは偏ったものだといえます。「得意」の能力が協調運動の部分に出たタイプの人もいるわけです。

とはいっても、私は指先の動きが器用なのかというと、単純にそうはいえない感じもします。

私は自炊歴が15年以上で、頻繁に料理をしますが、いまだに野菜を切っている姿はかなり危なっかしいです。とても「料理がうまい」とはいいがたい動きです。

「猫の手」にして野菜を押さえて「すたたたたたん！」なんて絶対ムリです（でも味はおいしいですよ！）。両手で違う動きをするピアノの演奏もできません（かなりがんばったんですが、全く上達せず……）。

ところが、線を描く、曲線を切り抜く、彫刻などで版画を彫る、細かい目で縫う、となると、恐るべき集中力が発揮され、細かい動きや微妙な力加減がごくごく「自然にできる」のです。

人間の動作は、さまざまな能力が微妙に絡み合って動きを制御しているはずです。単純に「協調運動」という大きなくくりでは説明できない、詳細なレベルでの能力による微妙なバランスによって成り立っていると思うのです。

例えば、A・B・C・Dという能力を組み合わせていろいろな協調的な動作ができると考えてみます。Cの能力が劣っていて、Aの能力が秀でている人はどうなるでしょうか。B＋C＋Dで実現される動作は、Cの影響でうまくできないけれど、A＋B＋Dの動作はAの分だけ卓越した能力を発揮できるでしょう。あるいは、A＋B＋Cで実現される動作なら、Bの標準レベルの能力になるかもしれません。

人の能力も動作も、すべてを言葉で表現できるほど簡単に分割・分離できるものではありません。たくさんの要素が微妙な配分とバランスで絡み合って成り立っているものだと思うのです。

ですから、たとえ知能検査の結果が同じ発達障害の人がいたとしても、実生活上で現れる得意不得意は全く異なるものになると思います。なぜなら、知能検査で測定できるよりも詳細なレベルの能力の凸凹までが、全く同じとは限らないからです。

発達障害＝不器用、発達障害＝器用。どちらも間違いです。そもそも「発達障害＝○○」という等式を作ろうとすること自体が間違いなのです。「はじめに」でも書きましたが、「発達障害とは、フツウと呼ばれる人の型にはめることができない、例外の集まり」なのです。星型にはまらない形は無限に種類があるのと同様に、「フツウ」の型にはまらない形（発達障害）も無限の種類があるのです。

「発達障害＝○○」という等式を作ろうともがけばもがくほど、「発達障害」は理解不能なものになってしまいます。発達障害を理解するために最も必要なことは、「発達障害＝○○」という等式による表現を捨てることだと思います。

「そんなことはわかっている」と思っている方でも、実は無意識に等式を求めようとしてストレスを感じてしまうことがあるようです。

例えば、発達障害のお子さんを二人以上育てている親御さんは、たくさんおられます。上の子を育てるときは、その子を純粋に観察して育てざるをえないのだけど、下の子になると「（同じ）発達障害なのに上の子のときと違う」と戸惑いを感じるようです。頭では「発達障害といっても同じではない」とわかっているのだけど、人間の思考のクセとして、まず過去の経験で解決しようと考えてしまいます。

つい「上の子のときはこうだったのに……（なんで違うの！）」という思いが頭をよぎってしまう。この種のストレスは、上のお子さんを育てるときにはなかったはずで、そのイラつきが下のお子さんへの対応には出てしまう……。これも無意識に「発達障害＝○○」表現をしたいのにできないために生じるストレスの一つだと思います。

こんなお話をすると、「発達障害＝○○って等式を考えるなといわれても……」と思うかもしれません。実は難しくありません。

例えば、ゲームの攻略では、同じキャラばかりが出てきたらおもしろくないですよね。それは、ゲームをするときは「いろんな違うキャラが次々に出てくる」ことを「期待している」からです。発達障害の人に対しても「発達障害の人はみな同じである」ことを「期待する」からしんどいのです。ゲームなら「似てるようでも同じ手は絶対に通用しない。どう攻略しようか」と考えればいいわけです。

発達障害に関わる方々が、次々に現れる個性的な新キャラ楽しむように発達障害と向き合っていただけると、私としてはとてもうれしいです。

学習のハンデ

書くことと理解することは別問題

板書優先

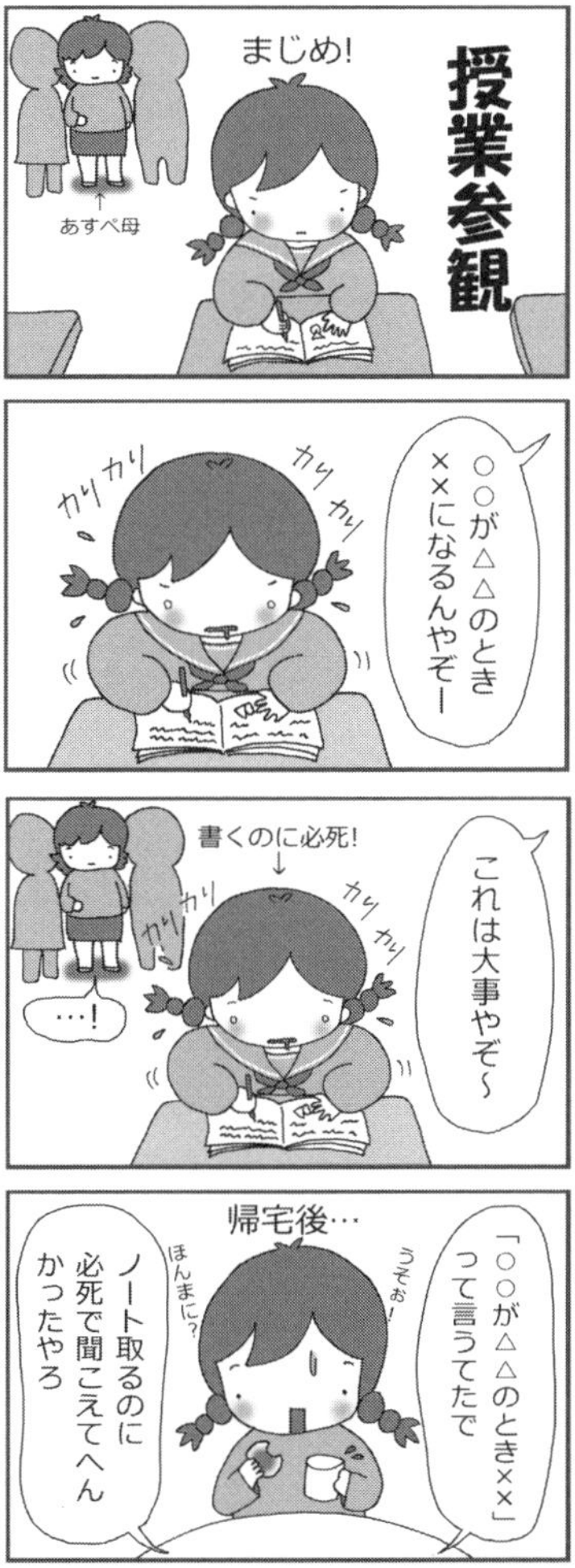
授業参観
まじめ!
あすぺ母
○○が△△のとき××になるんやぞー
カリカリ
カリカリ
これは大事やぞ～
書くのに必死!
カリカリ
カリカリ
…!
帰宅後…
「○○が△△のとき××」って言うてたで
うそぉ!
ほんまに?
ノート取るのに必死で聞こえてへんかったやろ

私は二つのことを同時にできないので、「聞きながら書く」ことができません。書いている間に先生が話したことを聞き逃すことがよくありました。実は、授業参観のあとで母からそのことを指摘されるまで、「自分は書いている間に聞き逃している」という事実にすら気づいていませんでした。

漫画のできごと以降は、聞き逃さないように意識するようにはなりましたが、意識しても「書く」か「聞く」かどちらかしかできないのは変わりませんでしたが……。

そんな私の運命を変えたのが、高校3年生で出会った、塾の物理の先生の授業でした。その先生は最初の授業でこう宣言しました。「俺の授業はプリントを使う。とにかく、まず俺の話を聞け。書く時間は必ずきちんと取る。集中して話を聞け」と。

そうして、板書にかかる時間が最小限で済むように、毎回、板書の内容を重要な部分だけをカッコで虫食いにしたプリントを配ってくれました。

この物理の授業は、安心して「聞くこと」に集中でき、絵を多用した説明だったこともあって、ものすごく内容が理解できるようになりました。

板書はプリントのカッコの中を埋めるだけでよいので、とてもラクでした。ラクなぶん、授業の内容について頭の中でよくかみ砕いて考える余裕ができました。

理解が深まれば深まるほど疑問や質問が出てくるのです。毎回、授業の前後に先生に質問に行くようになり、理解度が深まると同時に物理の成績もぐんぐんと伸びました。

それまでは、とにかく大量の板書を写すだけで精一杯でした。内容をかみしめて考える余裕はありませんでした。いつも「なんか、よーわからんけど、ノート写して、あとで参考書で調べたらええわ」という感じで、勉強はテストの点数を取るためだけのものでしかありませんでした。

それが「聞く」「書く」を分けて、「書く」負担を減らしただけで、内容に集中して理解できるようになりました。「これがほんまの勉強なんや！　おもしろい！」と気づいたことは、その後の私の人生を大きく変えました。

このとき、私は考えました。

「書く」ことと「内容の理解」は全く別のことなのに、書くのが苦手だと「内容を理解する」ことまで妨げられてしまう。書くのが苦手な子はものすごい損！　**「書く」というハンデを除いて、みんなが「内容の理解」へたどり着けるようにしないと不公平じゃないか！**


私がのちに塾の講師になったときに、こうした自分自身の体験や考えを生かしました。

この物理の先生と同じように「聞く」と「書く」を完全に分けて、虫食いプリントを配って授業をしました。私が担当したクラスの生徒は、ほぼ全員が飛躍的に成績が伸びました。

特に、特徴的だったのは、成績が悪かった子ほど伸びが大きかったこと。やはり聞くことに集中して理解しやすくなったこと、いままではいろいろな理由でノートを取れていなかったのが、板書用プリントで復習がしやすくなったことなどが理由だったようです。


「書く」ことに阻まれて能力を埋もれさせていた生徒の例を一つお話しましょう。

その生徒は小学生でした。授業で当てるとスラスラ答えます。しかも、教師や参考書の受け売りではなく、自分の言葉で的確に説明もできるほどによく理解できています。なのに……テストはボロボロなのです。

不思議に思って、小テスト中にその生徒を観察していました。どうも鉛筆の芯が丸くなって書きにくいらしく、解答欄からはみ出るので何度も何度も消して書き直しを繰り返していたのです。そこで、私がシャープペンシルを貸すと、モーレツな勢いでガガガガッーと書き始めたのです。あっという間に書き終わると、満面の笑顔で「先生！　めっちゃ書きやすい――っ！　すごーい！」と叫んだのです。その小テストは満点でした。

その後、シャープペンシルを使うようになると学習のスピードが上がって、驚くほど成績が伸びました。この生徒の場合、「思考」のスピードに「書く」スピードがついていっていなかったのですね。きっと本人は、ずーっとイライラしていたんでしょう。もっと早く気づいてあげられたらよかったなぁ……と思いました。

この例のように、発達障害でなくても、なんらかの理由で「書く」ことが障壁になっている場合もあります。発達障害の子どもの場合は、学習障害による書字の困難、私のように「聞く」と「書く」が同時にできないなど、理由はさまざまですが、「書く」が障壁になることが多くあります。

本来「書く」ことと「内容を理解する」ことは別の能力です。ところが「書く」ことを前提とした現在の学校教育では、「書く」ことが障壁になって「内容を理解する」ステージにたどり着けず、「できない」烙印を押されている子どもがたくさんいるのではないでしょうか。

学習で最も大切なのは「内容の理解」です。ところが「将来、ノートを取れないと、勉強で

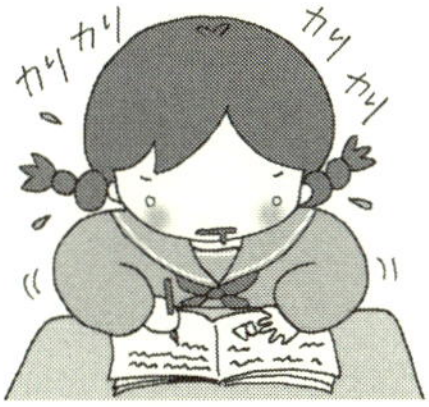

きずオチこぼれるから……」という理由で「手書きノート」にこだわる人がいます。パソコンが普及してきたいま、手書きは昔ほどの重要性は失っています。大学の授業にパソコンの持ち込みも可能ですし、社会人がノートを取ることを中心に勉強することはほとんどありません。そもそも「ノートに書けなければ勉強できない」というのはただの思い込みなのです。

「書く」というハンデを取り除いて、すべての子どもが「内容の理解」という同じスタートラインから出発できるようにする。それだけで「書く」ことに阻まれていたたくさんの才能を開花させることができます。

発達障害以外の子も、授業では書くと聞くを同時進行させるよりも、集中させたほうが理解力がアップすることはいうまでもありません（もちろん、生徒を「聞く」ことに集中させるためには、退屈させない授業をしなければなりませんので、教師の工夫や力量が必須です）。

そして、子どもたちが能力を最大限に発揮して育っていける環境を整えるのは、私たち周囲の大人の役割なのです。

短所と長所

ひと言めが聞き取れない

会話は脳トレ

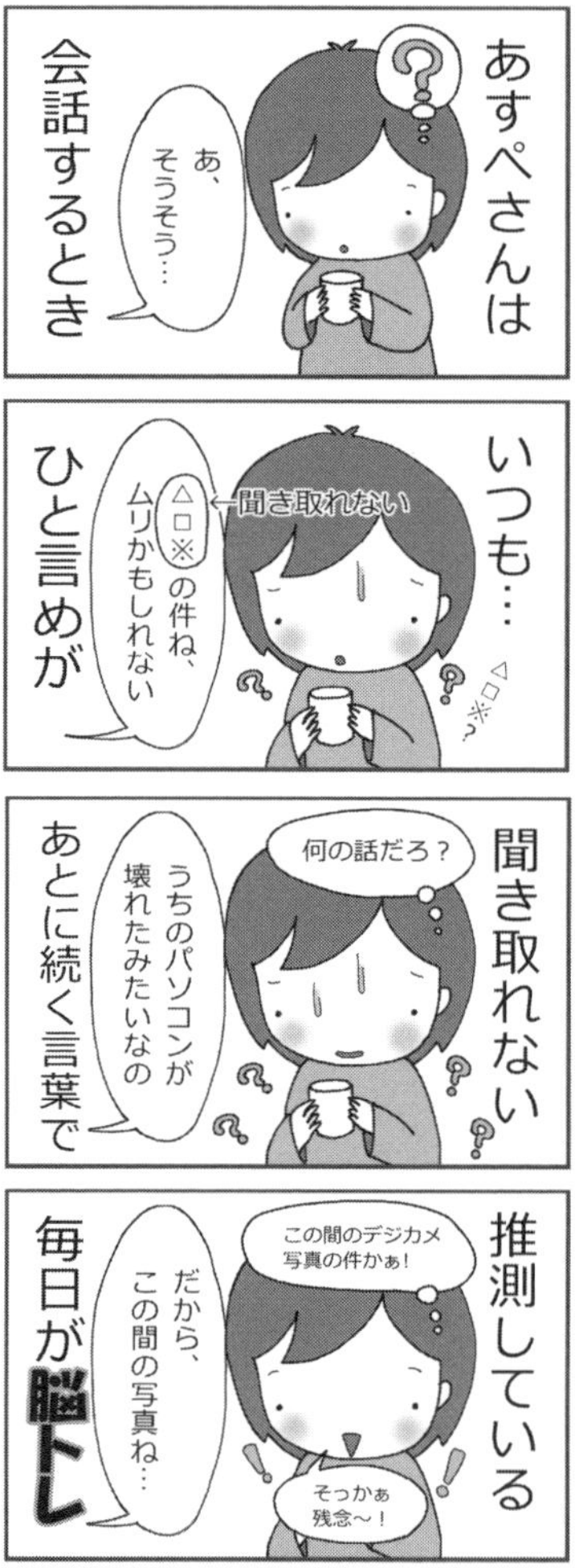
あすぺさんは
会話するとき
あ、そうそう…
いつも…
ひと言めが
△□※の件ね、ムリかもしれない
←聞き取れない
△□※？
聞き取れない
あとに続く言葉で
何の話だろ？
うちのパソコンが壊れたみたいなの
推測している
毎日が脳トレ
この間のデジカメ写真の件かぁ！
だから、この間の写真ね…
そっかぁ残念～！

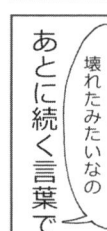

私は、なぜか、会話の最初の言葉を聞き取れないことが多いです。

会話があるテーマに沿って進んでいる間は、聞き取れます。けれど、話が急に変わったり、話しかけられて会話が始まるときには、ほぼ毎回、ひと言めが「○△※□でね」という感じに聞こえます。つまり、音としては聞こえているのですが、「言葉（単語）」として認識できないのです。

私は視覚優位のタイプですので、おそらく情報を画像として脳に貯めているようです。「会話の初め」や「話題の転換時」は、会話のテーマがわからないので、データ検索の範囲を絞り込めず、脳に貯めている全データから検索するための時間が足りず、会話のひと言めを言葉として認識できないのかもしれません。

例えば、フツウの人でも急に話題が大きく飛んでついていけなくて、「な、何の話?」となることがありますよね。私の場合は、「会話のたびに、その状態に陥っている」と考えていただければ、私の困っている状況を理解しやすいと思います。

これがたまにあることなら、聞き返すこともできるのですが、さすがに会話のたびに聞き返されるのは相手もイヤでしょうし、こちらも面倒です。

しかも、子どもの頃からのことなので、これが当たり前だと思っていました。「あとに続く会話から内容を推測する」ということも自然に身につけました。

もちろん、推測が間違っていて、トンチンカンな受け答えをしてしまうこともありますし、あとに続く会話を聞いてもわからない、推測ができない場合もあります。そんなときは「ごめん、話にぜんぜんついていけてないわ〜。えーっと、何の話?」ということになってしまいます。

こんな感じではあるのですが、たいていはなんとかなってしまうので、ものすごく不便とは感じていませんでした。

実は、聞き取れていないことに気づいたのは、ごく最近のことです。英会話教室がきっかけでした。

英語の疑問文は、必ず疑問詞から始まります。つまり、ひと言めを聞き逃してしまうと、何に対する質問なのかわからなくなるのです。かなり英語を鍛錬すれば、あとに続く言葉から推測できるようになるのかもしれませんが、英会話の超初心者では無理です！

日本語も文法的には「なぜ〜ですか？」という形をとります。

しかし、幸いなことに、実際の日常会話では、「それって、何に使うの？」「○○するなんて、何があったの？」と、いきなり疑問詞から始めるフレーズは避けられることがほとんどです。

なぜなら、いきなり疑問詞から始めると、「何に使うの？　それ」「何があったの？　○○するなんて！」と、「ぶっきらぼう」「失礼」「責め言葉」など、あまりよくないイメージになってしまうからだと思います（逆に、アスペルガー症候群の人は、直球でこれらの疑問詞を枕詞にして質問するので、誤解を招くことがあります）。

今まで、私は日本語の特性のおかげで助かっていた……のかもしれません。

けれど、悪いことばかりではありません。

「あとに続く言葉から推測する」ことを日常的にしていたおかげで、私自身は「少ない情報から物ごとを推測する」という能力が高められたように思います。仕事上でも、お客様から断片的な情報をいただいて、その間を補完して推測できる力が強いのも、この「会話を推測する」という習慣のおかげだと思います。

そう考えると、毎日の会話が脳のトレーニングになっているんですね。

あ、だから人と会話をするとものすごく疲れるのかな？「脳のトレーニングだ！」と思って会話をすれば、つまらない日常会話も「ムダ」と感じなくなるかもしれませんね（笑）。

つまり、短所と長所は表裏一体。悪い面だけを見るとなんだか損な気がします。でも、**「その短所を補うために鍛えられている能力がある」**はずなのです。その鍛えられた能力は、長所として利用できる可能性があります。

もしも、今、自分の短所ばかりに気持ちがフォーカスしてしまっているなら、その短所を補うために（無意識に）自分がしていることを探してみてください。

見つけたものが、今は長所として生かされていなかったとしたら、それを利用して長所として生かすことができないか、発想を転換して考えてみてください。新しい何かが見つかるかもしれませんよ！

自己コントロール

パニックスイッチのONとOFF

そのひと言で切り替わり

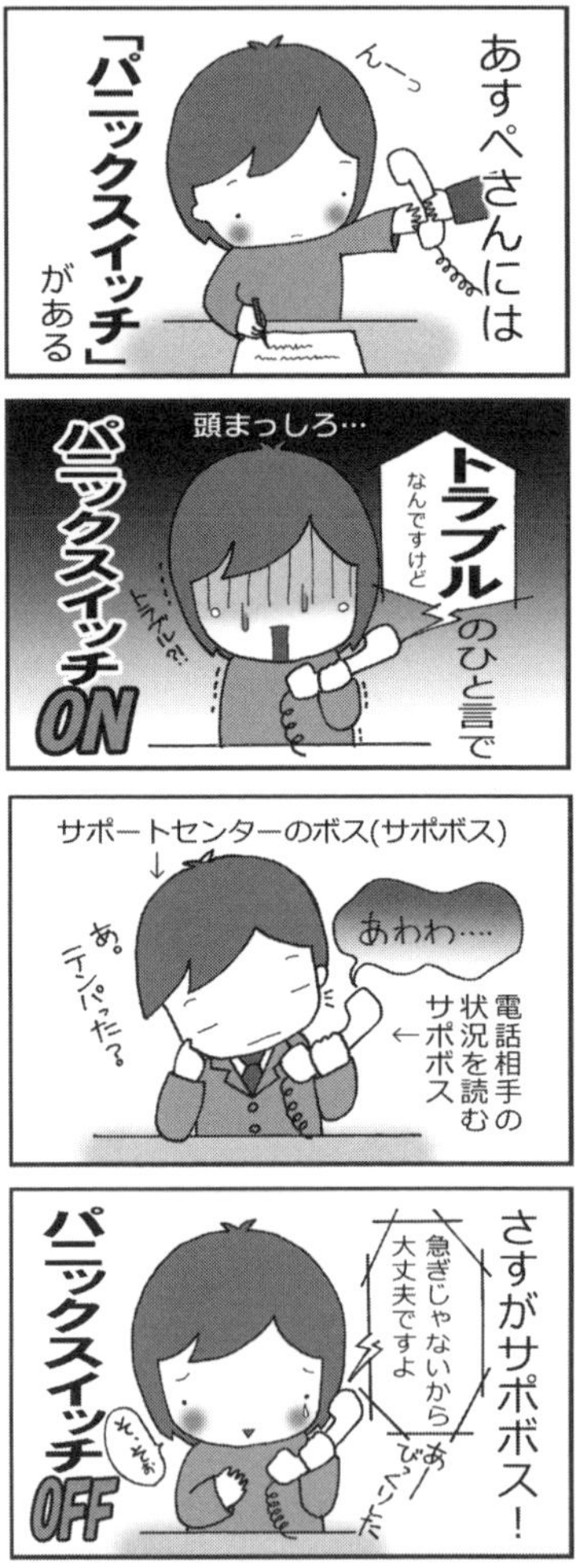
あすぺさんには
「パニックスイッチ」
がある
んー。
頭まっしろ…
トラブル
なんですけど
のひと言で
パニックスイッチ
ON
サポートセンターのボス(サポボス)
あわわ…
あ。テンパった。
電話相手の状況を読むサポボス
さすがサポボス！
急ぎじゃないから大丈夫ですよ
あーびっくりした
パニックスイッチ
OFF

私は、システムエンジニア（SE）です。よくサポートセンター（サポセン）から、システムのトラブルやサポセンで対応できない質問について電話がかかってきます。もちろん、サポセンからの電話ですから、いい話であるはずがないので、それなりの心の準備をして電話を受けるようにしています。

それでも、私には**NGワード**があって、「トラブル」という言葉に過敏に反応してしまうのです。

トラブルといっても、大小さまざまなレベルのものがあります。けれど、その内容にかかわらず「トラブル」という言葉を聞いた瞬間に、**私の中の「パニックスイッチ」がON**になってしまうのです。

「は、は……早く！　なんとかしなきゃーっ！」「いったい、な、何が起こったのぉーっ!?」

こんな考えで頭がいっぱいになってしまいます。この状態でトラブルの続きを聞くと、それがささいなトラブルでも、もう大パニックです。

まさに、「あわわわわーー！」状態です。

ところが、そこはさすがサポセンのボス。仕事がら、電話の向こうにいる相手がどんな心理状態なのかわかるようです。

「あわわわわーー！」状態の私に、「あ、急ぎじゃないですから。大丈夫ですよ。対応は今度来るときでいいですよ」と、おちつ――いた声で言ってくれるのです。

すると、「はっ！」として、パニックスイッチがＯＦＦになり、冷静さが戻ってきます。

大きなトラブルのときも、まずはこちらから電話で指示を出すのですが、初めの頃は「あわわわわーー！」なテンポになってしまうことが多くありました。そのときも、サポボスは冷静沈着。こちらのテンポに引きずられることなく、おちつ――いた声で、フォローしてくれました。

「○○を確認ですね。わかりました。焦らなくても、大丈夫ですよ」

「(はっ！)す、すみません。私のほうが、パニクってますね……ははは、もう大丈夫です！」

まったく、頼りないＳＥです……。指示している内容は正しいんですが、全身で「あわわわーー！」を表現してるんですよね。

ところが、「あわわわーー！」で頭が真っ白なのにもかかわらず、そういうときほど、不思議と神経が研ぎ澄まされているようで、あとになって、「あんな状態で、よく、こんなことを思いついたな」と感心する対応をとっていることが多いのです。しかも、そのときにしたことは、ほとんど覚えていません。まさに、火事場の馬鹿力！

ですから、トラブル対応の報告だけを聞いた人は、「しーたさんは、トラブルに強い」と勘違いしてしまうぐらいです……。ほんとうは、トラブルが怖くて怖くて泣きそうなぐらい嫌いなんです（トラブルが好きな人はいないでしょうけど）。

しかも、大きなトラブルで、他の人が「あわわわ……」になっている姿を見て「頼りにならん！」と思った瞬間、私のパニックスイッチがOFFになるのです。そこからさらに「非常事態モード」に切り替わります。そのため、大きなトラブルでは、別人のように冷静に対応できてしまいます。とはいえ、「非常事態モード」なので、やはり、普通ではありません。あとで思い返すと、状況をよく覚えていないことが多いのです。

けれど周りは「冷静にトラブル対応した」と思うようなのです。

でもね、違うんですよ。私は、実は極限状態だったんです！　ぜんぜん「冷静」じゃなかったんです！　ものすごく怖かったんだよーっ（涙）。

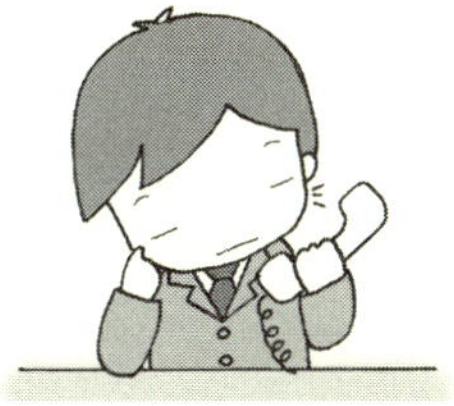

この「非常事態モード」って何？　という方のために、もう少し説明を。

例えば、すごく大きな難事、火事で一刻も早く逃げないといけないとか、乗った飛行機が墜落しかけているとか、そういうレベルのトラブルのときには、パニックを通り越して擬似的に〝冷静〟になることがある、というのは聞いたことがあると思います。それが私のいう「非常事態モード」です。

私の場合は、ささいな日常的なトラブルで「非常事態モード」になってしまうわけです。他の人が、一生で一回あるかないかの「非常事態モード」に、しょっちゅうなるわけですから、ものすごく疲れます。疲れ方が尋常ではないです。

もしも、みなさんの周りにいる発達障害の人のパニックスイッチがＯＮ！　になってしまったら……。「焦らなくても、大丈夫だよ」と声をかけてあげてください。そして、状況をきちんと説明して、大丈夫な理由を教えてあげてください。納得できる理由なら落ち着きを取り戻して、自分の力を発揮できるようになると思います。

ところで、パニックスイッチを自分でＯＦＦにすることはできないのでしょうか。

実は、私の場合、**パニックスイッチは自分である程度制御できる**ようになりました（もちろん、無理な場合もあります）。

休職する少し前、「ちょっとしたことでパニックになってしまう自分」に気がつきました。そこで、パニックスイッチが入りやすい状況（サポセンからの電話を受けるなど）のときには、自分の気持ちに意識を向けるようにしました。

それでも、パニックスイッチがONになることは避けられないのですが、自分で「あ、スイッチが入った。大丈夫、大丈夫だから」と、日常的な場合には、自分でパニックスイッチをOFFすることができるようになりました。

どうしても、当事者も支援者もパニックに「ならないように」することを目指しがちです。もちろん、それがベストではありますが、正直なところ難しいです。パニックになってしまうたびに「私ってダメ……（涙）」って落ち込んでしまいます。

実生活上での困りごとを解消することが目的なら、まずは **「パニックスイッチがONになっても、すぐにOFFできればOK！」** から始めるのもありだと思うのです。

みなさんも、日常の中でよくあるパニックスイッチがONになるNGワードを探して、**NGワードを聞いたときに、自分の気持ちに意識を向けてみてください。「あ、スイッチが入っちゃった。大丈夫、大丈夫〜」って。**

平和な日々が過ごせるように、私と一緒にパニックスイッチをコントロールできるように精進（？）しましょう！

梅永雄二のちょっとひと言

「人との関わりが苦手だった偉人たち」

ミケランジェロ、ニュートン、スウィフト、ゴッホ、アインシュタインらには共通の特徴があるといわれています。それは、「社会的能力の欠如」「狭い範囲の興味の専心」「反復的な日常行動」「話し言葉と言語の奇妙さ」「非言語コミュニケーションに関する問題」「運動の不器用さ」などです。

ルネサンス期の画家であり彫刻家であったミケランジェロは、学校の勉強にはほとんど関心を示さなかっただけではなく、しょっちゅう人と衝突し、すぐにかんしゃくを起こしていました。また、ささいなことを気にやみ、日常生活に関することにはあきれるほど無頓着でした。

さらには、芸術活動中に人に見られるのが苦手であり、画家のラファエロやブラマンテとは仲が悪く、日課を繰り返すことに強くこだわっていました。そして、感情を伴わない、奇妙に孤立した態度をとっていたため変人だと思われていたようです。ただ、視覚的記憶力が突出していました。

万有引力の発見者であるニュートンも、子どもの頃、他の子どもたちと戸外で戯れることはほとんどありませんでした。大学の教授になった際に「光学」の講義を担当していたのですが、学生の出席者がないまま17年間も講義をし続けたという逸話があります。

アインシュタインは、4歳まで言葉を発することがなく、言葉が出ても7歳までなめらかに話すことができませんでした。また、幼いときはいきなり感情を爆発させることが頻繁にあり、自分に言われた言葉をそのまま繰り返す「エコラリア（反響言語）」がありました。

さらに、人と視線を合わせるのを避けようとし、学校の教師から「知的な遅れがあり、協調性に欠け、いつまでも飽きずに白昼夢にふけっている」と言われました。学校の教科では、体育は不得手でしたが算数は好きでした。

これらはアスペルガー症候群の特徴の一つであり、米国ではアスペルガー症候群のことをＩＴ技術者が働いている地名にちなんで「シリコンバレー症候群」とも呼ぶそうです。

ＩＴ技術者もそうですが、先に述べた偉人たちが業績をあげることができた最大の原因は、一つのことに集中する能力をもっていたからでしょう。

しかしながら、しーたさんのように「のちほど連絡します」と言われてずっと待っていたり、ひと言めが聞き取れないなど、人との接触の仕方、いわゆる「対人関係」をうまくこなしていくことに困難性をもっています。

アスペルガー症候群の人たちの最も大きな課題は対人関係にあります。しかし、我が国の学校教育や地域社会においては、「たくさん友だちをつくる」「誰とでも仲よくする」という考え方が通念となっています。アスペルガー症候群などの自閉症スペクトラム障害の人たちに「場の空気や人の気持ちを考えなさい」という対人関係の指導を行うのは、脊髄損傷の人に「立って歩きなさい」、聴覚障害の人に「ちゃんと聞きなさい」という指導を行うのに近いかもしれません。

人との関わりを強制的に求めるのは、アスペルガー症候群の人にとってはとてもつらいことなのです。人には、その人に合った生き方があるということを周りの人たちが認めてあげることが、彼らにとってとても生きやすい状況をつくり出すことになるのです。

2章

自分に合った管理術をさがす

片づけられなかった部屋も自分なりの工夫で対応します

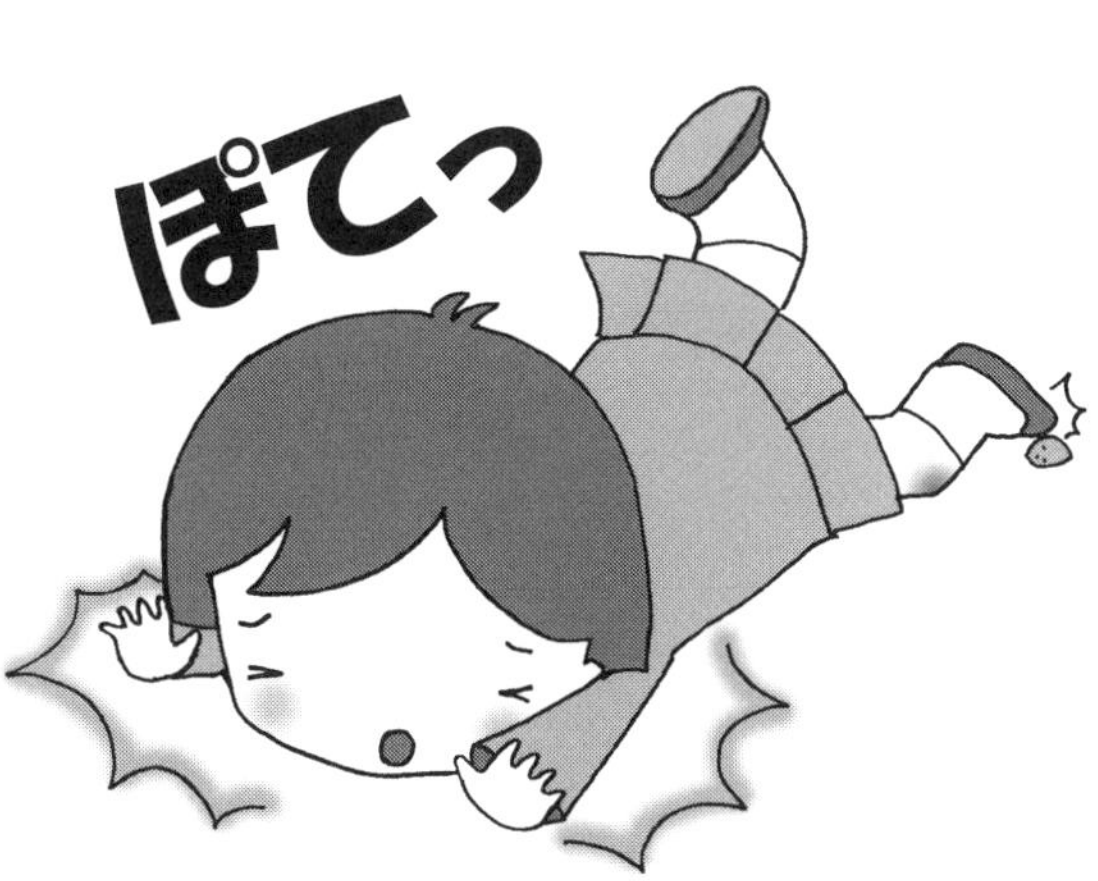

こだわり

ポイポイ放り込むのはイヤ！

片づけ方が気に入らない

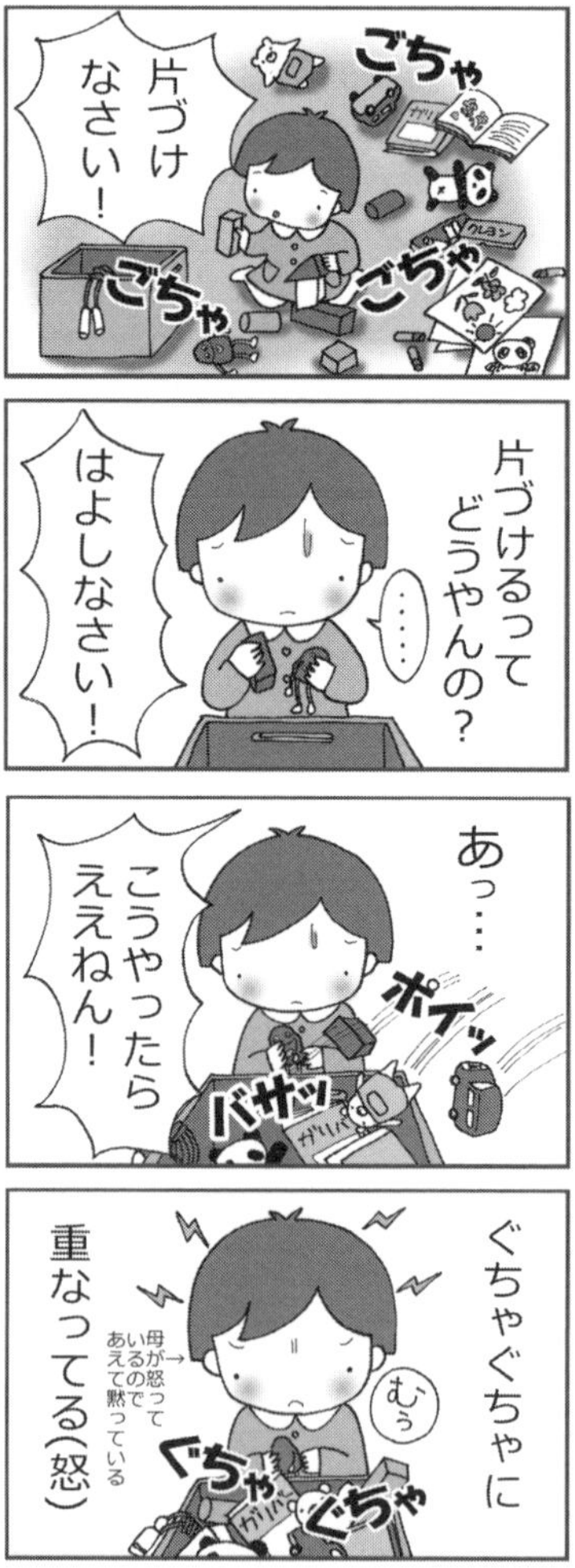
片づけなさい！
ごちゃ
ごちゃ
ごちゃ
クレヨン
片づけるってどうやんの？
はよしなさい！
……
あっ……
こうやったらええねん！
ポイッ
バサッ
ぐちゃぐちゃに重なってる(怒)
母が怒っているのであえて黙っている→
むぅ
ぐちゃ
ぐちゃ

私は、子どもの頃、全く片づけができませんでした。

今までの人生の中で、私が部屋をきれいに片づけられたのは、強迫性障害になっていた数年間だけでした。それ以外は、常に、片づかないごちゃごちゃした部屋で過ごしてきました。子どもの頃は、しょっちゅう母に「片づけなさい！」と怒鳴られたのを覚えています。

けれど、怒られても「片づけるって、どうやったらいいんだろう……」と、よくわからなくてぼんやりしていました。

すると、しびれを切らした母が、おもちゃ箱をドンッと置いて、「こうやったらええねんっ！」と怒鳴りながら、その辺に散らかっていた私のおもちゃを、すべてその箱の中にポイポイと放り込んでいったのです！

それが、私にはイヤでたまりませんでした。一つの箱の中に無秩序に、おもちゃがごちゃ混ぜになって重なっているのがイヤでたまりませんでした。ポイポイと放り込んだだけですから、ごちゃ混ぜになって当たり前なのですが……。

私は、いったい何が気に入らなかったのでしょうか？

そのときの気持ちを言葉に表すとこんな感じです。

（1）物が本来の「あるべき向き」とは違う方向を向いている！

例：車のおもちゃがひっくり返っている、人形が頭から突っ込まれている、など。

（2）「重なるべきでないもの」が重なっている！

例：箱など、きちんと重ねられるものは重ねてもよいが、人形や車のおもちゃなどは重ねるようにできていないのに、ごちゃごちゃに入れた結果、いろいろなものと重なり合っている。

（3）きちんと重なっていなくて、隙間だらけ！

例：ポイポイと放り込んだだけですから、きちんと重なっていません。物と物の間は隙間だらけです。しかも、不安定です。とにかく、その感じがイヤでイヤでたまりませんでした。

けれど、母は激怒しています。仕方がないので、ものすごくイヤでしたが、黙っているしかありませんでした。

怒られたあと、ちょっとしてから、どうしても気持ちが悪かったので、結局、全部出したような覚えがあります。母にすれば、「せっかく片づけたのに何をするんやー!」って気持ちだったかもしれません。

放り込むのはイヤ。かといって、きちんと片づける方法もわからないから、片づけることもできない。その頃の私は、「片づけ方がわからない」と伝えることすら思いつきませんでした。

けれど、何よりも片づけに対して納得できなかったことがあります。

それは、**「なぜ片づけることが必要なのか」**ということ。

「どうせ、すぐに遊ぶんだから、そのまま置いておいたほうが便利じゃないか!」と思っていました。ですから、母が片づけ始めると「あっ! あとで遊ぼうと思ってたのに! 片づけたら、また出さなあかんやんかっ!」と、不満で仕方がありませんでした。

そう、**私は片づけることに対して、まったく納得できていなかったのです!** それでは自発的に片づけるわけがありません。

で、そのまま、大人になってしまいました(笑)。

さて、そんな私が片づけに目覚めたのは、ほんの数年前のことです。しかも、そのきっかけは強迫性障害。

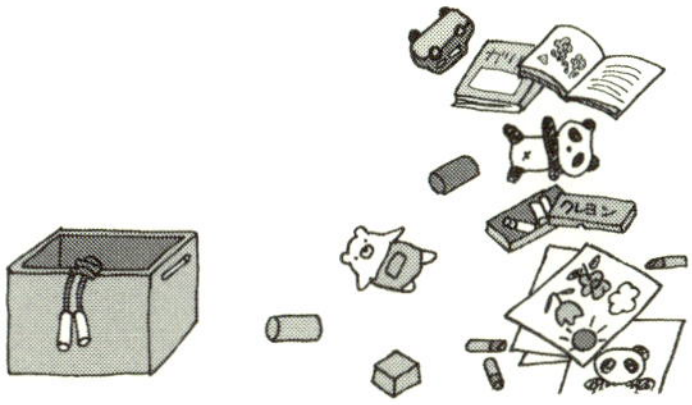

このとき部屋をきれいに掃除して片づけまくったときに、「物にはあるべき場所があって、その場所に物を置いておくと、ものすごく便利なんだ!」とわかったのです。強迫性障害が役にたつこともあるんですね(笑)。

さらに、SEの仕事で培った「運用と動線」の考え方を自分の生活の中に取り入れて考えてみました。**生活動線を考えると、何をどこに置くべきかが勝手に決まっていくことに気がつきました。**「きちんと生活動線を考えれば、こんなに簡単に片づくんだ!」と感動しました。

で、今は、ごちゃごちゃの机の上をどう片づけるのがよいのか、自分の普段の行動を踏まえて考えているところです。きっと、うまく片づく……と思います。たぶん!

もし、お母さんがせっかく片づけたのに、お子さんがすぐにバサ――っと出すことがあったとしても、それは反抗しているのではなく、自分のこだわりにそぐわない、何か気に入らないことがあるのかもしれません。

気長に、**お子さんが納得できるような片づけ方**を一緒に探してあげてくださいね。

ゴミを出し忘れる

そこにあるのに……

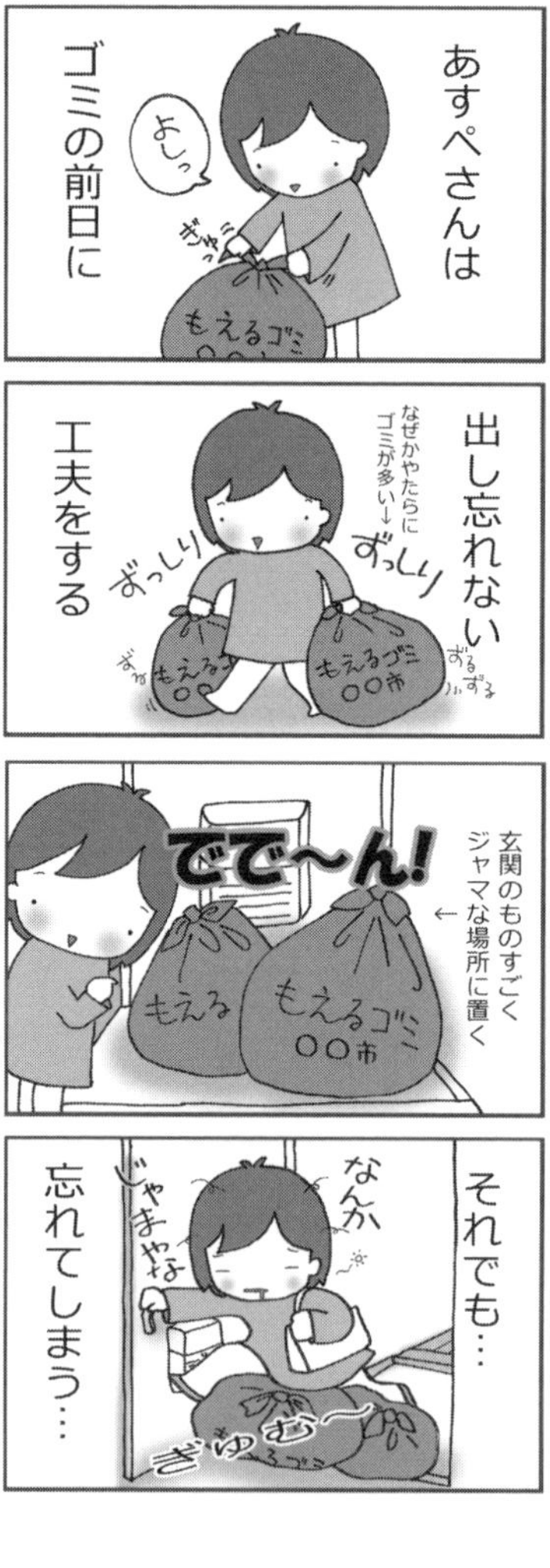
あすぺさんは
ゴミの前日に
よしっ
もえるゴミ
○○市
出し忘れない
工夫をする
なぜかやたらにゴミが多い↓
ずっしり
ずっしり
もえるゴミ
○○市
でで～ん!
玄関のものすごくジャマな場所に置く
もえる
もえるゴミ
○○市
それでも…
忘れてしまう…
なんか
じゃまやな
ぎゅむ～

私は、よくゴミの日にゴミを出し忘れます。ゴミを玄関脇に置いても忘れて出かけてしまいます。玄関脇に置いておくと、ただの「景色」になってしまって気づかないのです。

そこで、とにかく「ゴミがあるぞっ！」と認識できるように、翌朝出すゴミを玄関ドアの真ん前に置くようにしました。朝出かけるときには、そのゴミ袋がじゃまでドアが開けられないので、思い出せるという方法です。これで、ゴミの出し忘れはかなり減りました！

けれど、ものすごく急いでいたり、何か考えごとをしていると、ドアの前の大きなゴミ袋さえも気づかずに、「ん～なんか出にくいなぁ……」と感じながら、ゴミの上を無理やりに乗り越えて出てしまう……ということが、ときどきあります。ホントに気づかないんです（汗）。

昔は、もっとゴミを出し忘れていました。ゴミを「出す」のを忘れるのではなく、「今日（明日）がゴミの日」というのを忘れてしまうのです。

そこで、パソコンの付せんツールの「お知らせ機能」を利用しました。毎週ゴミ回収日の前日に、お知らせ音と共にパソコン画面の真ん中に「明日はゴミの日！」というメッセージを出すようにしたのです。このメッセージを見たら、翌日のゴミの準備をするようにしました。

数年間、これを続けたおかげで、「前日にゴミ出し準備をする」という習慣が身につきました。習慣になったおかげで、今はこの機能は使っていません。玄関に貼った「ゴミの日カレンダー」だけで、ゴミの日を意識できるようになりました。

この例のように、どうしても自力で習慣化するのが難しい場合は、何らかのツールを使って、「思い出すきっかけ」をつくることに力を注ぐようにしています。ツールを使って習慣が身につけば、ツールをやめても大丈夫なのです。

もし、ツールで習慣が身につかなくても、それはそれでＯＫ。大切なのはツールを使う・使わないではなくて、結果としてすべきこと（ゴミ出し）ができていればよいのですから。

これは何にでもいえることですが、**最終的な目標を達成できるなら、途中経過は自由でよいはずです。**特に発達障害の人の場合、他の人と同じやり方で目標を達成できなくても、違うやり方でなら達成できることがよくあります。

発達障害の当事者も支援者も、**既存の方法や通常の途中経過にこだわらず、自由な発想で最終目標を達成できるようにチャレンジしてみてください。**

生活の工夫

片づけをいかに「めんどくさい！」と思わせないか

ゴミ箱は近いにかぎる

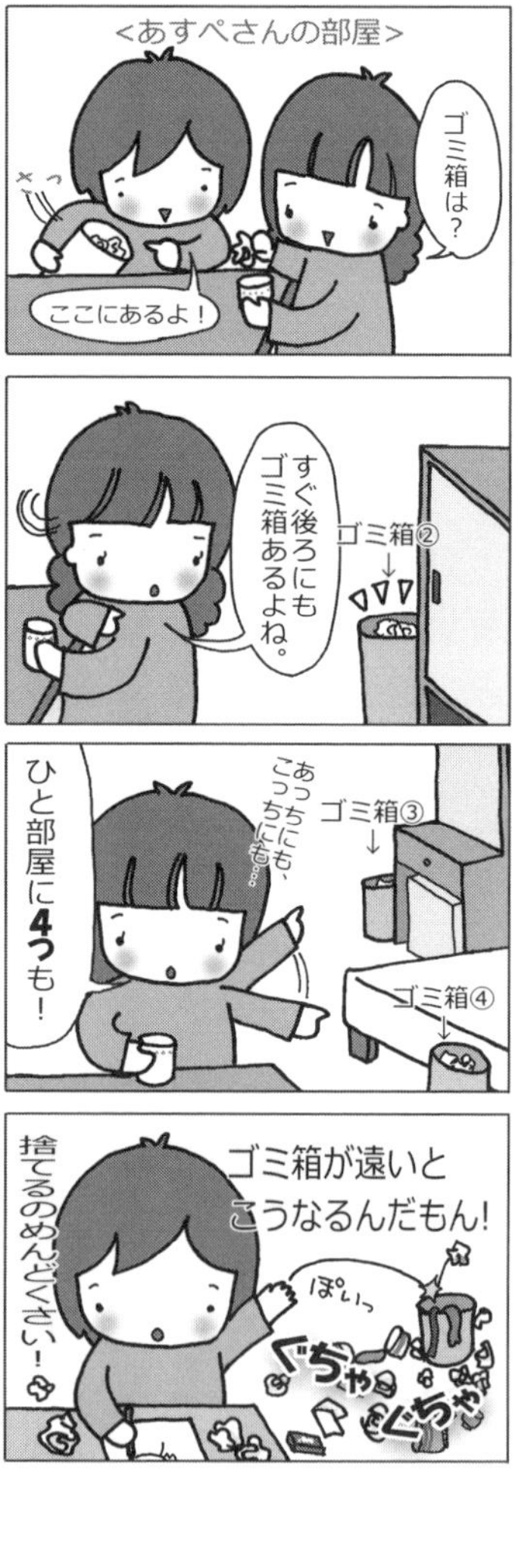
<あすぺさんの部屋>
ゴミ箱は？
ここにあるよ！
すぐ後ろにもゴミ箱あるよね。
ゴミ箱②
ひと部屋に4つも！
あっちにも、こっちにも…
ゴミ箱③
ゴミ箱④
ゴミ箱が遠いとこうなるんだもん！
捨てるのめんどくさい！
ぽいっ
ぐちゃぐちゃ

私は、子どもの頃からとにかく部屋の片づけが苦手でした。

いつも、部屋と机の上はぐちゃぐちゃ、床は足の踏み場もない状態。脱いだ服は、脱いだままの形でその場に置き去り……。それどころか、毎朝、歯みがきのあと、歯みがき粉のフタさえもせずに放置が当たり前でした。毎日、母の「片づけなさい！」の怒声が響き渡っていました。

大人になって一人暮らしを始めても、それは全く変わらずでした。友だちが私の部屋に来ると、自分としては「かなり片づけてきれいになった！」と自信をもっているにもかかわらず、「あんたの部屋、いっつも散らかってんなぁ」と言われる始末……。今考えると、どういう状態が「片づいてる」のかすら、わかってなかったのだと思います。

そんな私でしたが、5、6年前から急に片づけができるようになりました。友だちが、「あんた、どうしたん!? めっちゃ部屋きれいやん!?」と驚くほどにまで成長しました。その成長のきっかけになった、「ゴミ箱大作戦」のお話をしましょう。

ある日、友だちが私の部屋へ遊びに来て、「あ、ゴミ捨てたいんだけど……」と言うので、手元にあったゴミ箱を差し出しました。そのときの会話が冒頭の漫画です。

当時の私の部屋(約10畳)には、ゴミ箱が四つありました。私は、モーレツなめんどくさがり屋なので、ゴミ箱が手の届く範囲にないと、ゴミをゴミ箱に捨てられません。「捨てたい!」と思った瞬間に捨てられない状態だと、もうゴミを捨てる気になれません。

その場にゴミがたまるか、ゴミ箱を目指してシュートです。もちろん、ゴミ箱に命中しないので、ゴミ箱の周りにゴミが散らかってしまいます。

私にとって、「ゴミを捨てるためにゴミを持って、ゴミ箱まで移動すること」は、モーレツにめんどくさい障壁に感じられるのです。それが、たとえ、ちょっと椅子から腰を浮かして上体をぐいーっと伸ばせばゴミ箱に届く、という状態であっても、めんどくさいのです。

他の人からすれば、「そんなちょっとしたことぐらい……」と思うかもしれませんが、それが私にはガマンがならないほどにモーレツにめんどくさいことに感じるのです。

そんな、モーレツにめんどくさがりで片づけができなかった私が、最初に改善できたのが、この「ゴミ箱大作戦」でした。「ちょっと移動する」が、ものすごい障壁になるなら、「ちょっと移動する」がなくてもゴミが捨てられるようにすればいい！　と考えたのです。

つまり、「モーレツにめんどくさい！」という「障壁」を乗り越えることに力を注ぐのではなく、そもそもの「障壁」を発生させないことに知恵を絞ったのです。

これが、「片づけられない人」が片づけるために知恵を絞るポイントだと思います。

発達障害の人に限らず、「自分の行動や感じ方を変える」のは、とても難しいことです。簡単に変えられるなら、すでに片づけられるようになっているはずですものね。

特に、発達障害の人の場合は、普通なら「ちょっとした○○」を「モーレツに大きな障壁」に感じているわけですから、なおさら自分の行動を変えるのは、強じんな意志の力が必要になります。「強じんな意志の力」なんて、誰でもがもっているものではありませんよね。

ですから、発達障害の人の場合は「大きな障壁」を強じんな意志の力で乗り越えるのではなく、**「障壁そのものを発生させない」ことに知恵を働かせる**ことが必要なのです。

そこで、私は自分の部屋のゴミ箱問題について考えました。まず、私は「どんな状態だったら」ゴミを捨てることが「できる」のか。つまり、私が「障壁がない」と感じるのはどんな状況なのかを考えました。

私は「捨てたい！」と思った瞬間に、「無理なく手の届く範囲にゴミ箱があれば」捨てることができました。つまり、「捨てたい」とよく思う場所から手の届く範囲に、ゴミ箱を設置しておけばいいのです。

次に「捨てたい！」と思うのはどんな場所か。

ちゃぶ台の座椅子を置いた場所、パソコン机の前、ドレッサーの前、ベッドの脇……。ほぼ、この4か所に決まってるので、この4か所にゴミ箱を配置すればいいわけです。

出るゴミの大きさに合わせて、ゴミ箱の大きさも変えると邪魔になりません。

結局、私の部屋には、メインの大きなゴミ箱と、小さなゴミ箱三つを置くことで、全くストレスなくゴミを捨てることができるようになりました。そのおかげで、ゴミが床や机の上に散乱していない状態を保てるようになりました。

今、思い返すと、このゴミ箱大作戦が、私が「片づけ」を学習し始めた第一歩だったように思います。

ここで、私は大切なポイントをつかんだのです。

「自分がめんどくさいと思わなくていい環境をつくれば、片づけられる！」

「自分の行動や感じ方のパターンを考えに入れて、配置を決めれば片づけできるんだ！」

何よりも変わったのは、「私って、なんで片づけできないんだろ……」という無力感から、**「な**

んだか片づけできそう!」と自信がついたことです。

この内容、片づけができる人が読むと、「何を当たり前のことを言ってるんだ? あほちゃうか!」と思うかもしれません。けれど、その「当たり前」のことができない人がいる、「当たり前」のことに気づけない人がいるのです。そして、それが「発達障害」たるゆえんなのです。

一般に「当たり前」という言葉を使う場合、あくまでも、多数派にとっての「当たり前」(「常識」という意味)であったり、または、本人にとっての「当たり前」(「できて当然」の意味)でしかありません。それは、他者の「当たり前」とイコールではありません。特に意識しなければ、つい、そのことを忘れてしまいます。

自分の「当たり前」は、相手にとっての「当たり前」とイコールではないかもしれない。常にそのことを意識して相手を見ることが、発達障害の人と定型発達の人、(タイプの異なる)発達障害の人どうし、あるいは、一般の人どうしがお互いに理解を深めるために大切なことなのだと思います。

生活の工夫

片づけを習慣にするためには

習慣になあ～れ！

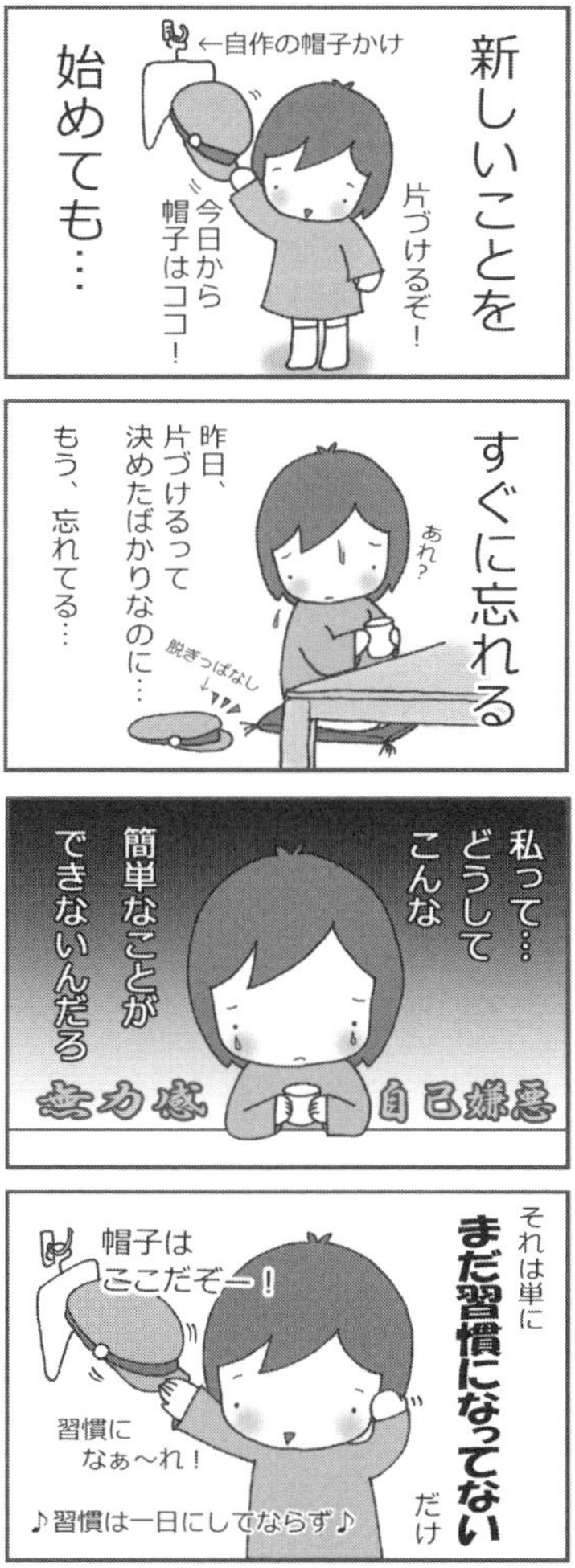

新しいことを
片づけるぞ！
今日から帽子はココ！
←自作の帽子かけ
始めても…
すぐに忘れる
あれ？
昨日、片づけるって決めたばかりなのに…
もう、忘れてる…
脱ぎっぱなし
私って…どうしてこんな簡単なことができないんだろ
自己嫌悪
無力感
それは単に
まだ習慣になってない
だけ
帽子はここだぞー！
習慣になぁ～れ！
♪習慣は一日にしてならず♪

片づけのノウハウ本などを読んで、「よーし！　私もやってみよう！」と鼻息荒く行動にうつしてみたけれど、ぜんぜん長続きしない……。長続きどころか、翌日には「ココに片づける！」って決めたことを忘れちゃって、やっぱり散らかってる！

そんな自分に気がついて、「やる気満々になっても、すぐに忘れちゃう。なんで、こんな簡単なことができないんだろう……」と、自分に嫌気がさしてきて、あげくの果てには、「忘れっぽいから、ぜんぜん続かない。なんで、私って根気がないんだろう……」と、自分をダメ人間だと責めてしまう。そんなことはありませんか？

はい、私はそうでした（笑）。自己嫌悪と無力感に打ちひしがれていました。

しかも、こうなってしまうと、片づけのために準備したものを見るたびに、「片づけできない自分」を思い出して切なくなって、どんどん自分に対する「片づけできない自分」のイメージを強めてしまうのです。

ある日、新しい片づけ方を思いついて、さっそく実行してみました。で、やっぱり、翌日にはすっかり忘れて、その場にポイ！　と脱ぎ捨て。

しばらくして「そういえば、帽子かけ作ったんだっけ」と思い出したときに、脱ぎ捨てられている帽子をながめて、「はぁ……何で私って……」と考えかけました。

けれど、そこでふと気づきました。「ゴミ箱にゴミを捨てるみたいに、ちゃんと続けてできていることもあるよなー。何が違うんだろ？」と。**自分がすでに「継続できていること」と「継続できないこと」の違いを考えてみた**のです。

私が、ゴミ箱にゴミを捨てるときは、特に「ゴミ捨てなくちゃ！」って、はりきって捨てているわけではない……。「うまく片づけできていること」に共通しているのは、鼻息荒く「○○やらなくちゃ！」と張り切らずに、「勝手に体が動いてる」感じなのです。

そう、まさに「習慣」ってやつです！

「そうか〜忘れちゃうのは、まだ習慣になってないからなんだ」と気づきました。

今まで、全くなかった行動を自分の習慣にしようと思えば、一日二日で習慣になるはずはありません。忘れてしまって当然なんですよね！

そんな当然のことなのに「私はこんな簡単なこともできない！」って、自分で自分を責めて自己否定感を募らせていたわけです。自分で自己否定して、「自分は片づけなんかできない」って思い込ませてしまっていたのです。


自己嫌悪を募らせる必要がないことに気づいて、やる気がわいてきました。

習慣にするためには、どうしたらいいんだろう？

片づけの行動を、自分の心に印象づけなければなりません。しかも、その印象は、誰かに叱られる恐怖だったり、自分はダメ人間だからがんばらなくては、という焦燥感や劣等感を源にしたものでは、すぐに心がくじけてしまって継続できません。恐怖や焦燥感を源にしたヤル気やがんばりは、それがなくなると続けられなくなります。

簡単にいうと、「親や家族に怒られる」から片づけるという動機だと、家族と一緒に住んでいるときは、仕方がないからイヤイヤ片づけをしていても、一人暮らしになって、誰も文句を言わなくなったら、ゴミ屋敷状態になってしまう……というのがいい例です。

これは片づけだけに限りませんが、周囲からの評価や叱られる恐怖を動機にして何かをやると、ただイヤイヤやっているだけですから、いくらやっても身につきません。すきあらばサボってやろう……って、逃げることばかり考えてしまいます（笑）。

もちろん、怒られるのがイヤだったから始めたのがきっかけで、やってみたら「これ、意外にいいじゃん！」とわかって自発的にできるようになったのならOKです。ただ、私の人生を振り返って、そんなことはほとんどなかったです……。

むしろ、周囲からガミガミ言われるほど、どんどんヤル気が減退！　反抗心が芽生えて「ぜったい、やるもんかっ」となるパターンのほうが自然ではないでしょうか？

さらにエスカレートして、「片づけ」という言葉を見聞きするだけで「イヤ！」「苦手！」「できない！」と不快な気持ちになって、よけいに遠ざかってしまいかねません。私はそうでした。

周りからガミガミ言われたら、「やろうかなー」と思っていたことでも、「絶対に死んでもやるかぁー！」ってへそ曲げちゃいます。ほんとは「やったほうがいいかなー」って思っていても、ガミガミ言ってる人の前では絶対にやりません。こっそり、他の人の前ではきちんとやったりします（家庭と学校で行動が違うお子さんとか、思い当たるところがありませんか？）

では、どうしたら自発的に習慣にできるのでしょうか。

私の場合、忘れたことに気がついたときに「あ〜まだ習慣になってないな〜」と考えることにしました。おもむろに脱ぎ捨てた帽子を拾い上げて、帽子かけにかけながら、「習慣になぁ〜れ！」と、心の中でつぶやきました。

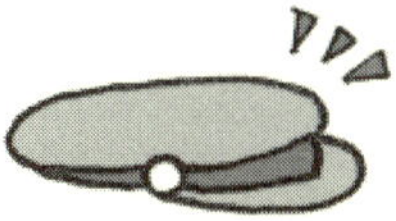

このつぶやくことがポイントなのだと思います。

つぶやくことで、「帽子をかけるという行動」にではなく、自分の中で「習慣にする」ことに重点を置いて、頭にインプットを重ねるわけです。

そして、**インプットするときに大切なのは、〝よい〟印象であること。**

先ほども書きましたが、マイナスの感情がわくようなインプットは、長い目で見たときには、全く効果がありません。だって、思い出すたびにつらくなることなんて、したくないのが本心ですよ。反動でひどくなることもあります。

ですから、「まだ習慣になってないな」のあとに「私ってダメだわ」という言葉は絶対につけないこと。習慣は一日二日で身につくものではありません。**すぐに習慣にならなくて当たり前。「私がダメ」なわけではないのです！**

まとめるとこんな感じです。

（1）現状の事実確認のみに徹すること　→「あ～まだ習慣になってないな～」

（2）その事実に対して評価はつけない　→「私ってダメ」と考えない。「ま、当たり前だわな～」と思う。

（3）現状を改善するための行動をとる　→「習慣になぁ～れ」で頭にインプット

次に、「帽子を帽子かけにかける」をもう少し細かく考えてみます。

私は、「帽子を帽子かけにかける」という行為自体は〝できる〟わけです。背が届かなくて〝かけられない〟わけではないのです。しかも、あとで、ふと気づいたりするわけです。

つまり、問題は、〝帽子がかけられない〟ことでもなく、〝思い出せない〟ことでもない。思い出す〝タイミングが適切でない〟だけなのです。この場合の問題解決の焦点は、〝いかにして適切なタイミングで思い出すか〟に絞ればいいことになります。

そのことに気がつけば、いろいろな対策を考えることができます。

例えば、目だつ貼り紙を作るとか（ただし、何ごともやりすぎは禁物。貼り紙を見るだけで責められている気がしてイヤにならない程度に）。

「対策を講じても効果がない」のは、たいてい「原因」の見極めのピントがずれているから。効果がなければ、もう一度、自分の気持ちや行動を見直し、問題解決を考えることが大切です。

あ、もちろん、貼り紙を見て思い出したときも、「習慣になぁ〜れ！」と頭にインプットしながら、行動すること！　思い出したときに、すかさず「習慣になぁ〜れ」と刷り込むことが一番大事なのです。

大切なのは、**「習慣は一日にしてならず！　忘れちゃうのは当たり前！」**ってこと。

思い出したときには、「よくぞ思い出したぞ自分！　早く習慣になれ！」と、にこやかにつぶやいてみましょう。すこ〜しずつ、思い出せる頻度が増えて、うれしくなってきますよ。

「習慣になぁ〜れ！」の呪文で、新しい習慣を一つずつ増やしていきましょう！

こだわり

時間が余ったらどうする？

余裕は不安

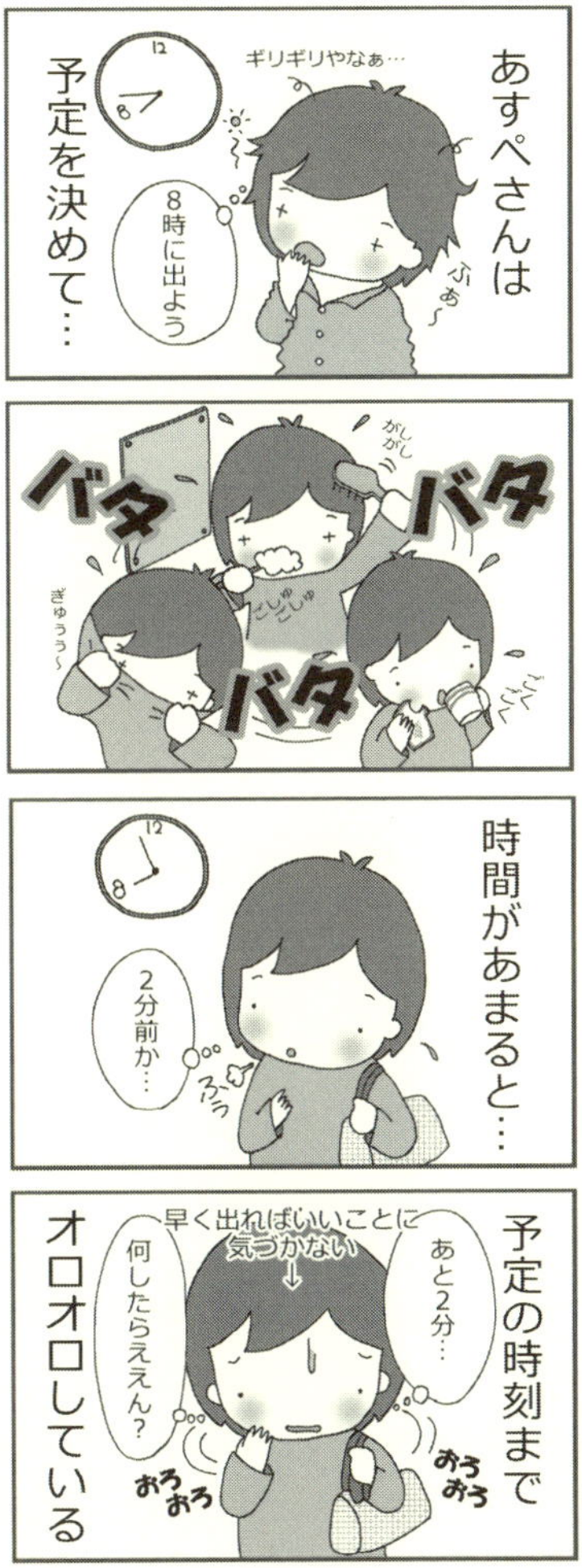

あすぺさんは
予定を決めて…
ギリギリやなぁ…
8時に出よう
ふぁ〜
バタ
バタ
バタ
がしがし
ぎゅうう〜
ごしごし
ごくごく
時間があまると…
2分前か…
ふう
予定の時刻まで
オロオロしている
早く出ればいいことに気づかない
あと2分…
何したらええん？
おろおろ
おろおろ

私は、子どもの頃から遅刻魔でした。いつも時刻ギリギリ……ならよいほうです。発達障害の人は、時間の逆算ができないといわれることがあるようですが、私の場合はそれだけが原因ではないような気がします。

○○時に着くためには、○○時△△分発の電車に乗って、そのためには○○時△△分に家を出て、そのためには○○時に△△分に起きないといけない……と、しっかり逆算してスケジュールを決めます。

ところが、決めた時刻のほんの数分前に目が覚めても、「まだ△分前だ」と思ってしまって、起きようと思わないのです。漫画のように、家を出ると決めた数分前に準備ができると、「家を出るまであと△分……それまで何をしてたらいいの？」と玄関で出る用意をしてオロオロと決めた時刻になるのを待っていたりします。

早く用意ができたら、数分前でも家を出ればいいんですが、なぜかそのことに気がつかないことが多いのです。

最近は、「こういうときは、早く出ればいいのだ!」と意識して考えるようになりましたが、自然な思考の流れではないため、うっかりしていると、やはり玄関でオロオロしてしまいます。

どうしても、決めた時刻にピッタリでないと気持ちが悪い……というか、**なんだか「ピッタリでないとダメ」な気がする**のです。

で、その「ピッタリ」度合いもフツウの人と違うようです。

例えば、駅で電車に乗る場合、ホームで立って待つのは1分以内。私が階段から駅のホームに降りて、乗り込む場所へ歩いている間に、電車がホームに入ってきて、乗り込む場所に私が到達すると同時に扉が開く……これぐらいのタイミングが、私の感じている「ピッタリ」なのです。

ですから、駅のホームで2分待てば、私にとって「今日はすごく余裕で着いたなぁ〜」という感覚なのです。

けれど、現実問題として、そんな「ピッタリ」を狙うのは至難の業! たいていは、家から駅までゼイゼイいいながら猛ダッシュしたり、乗り遅れたりします。完璧な「ぴったり」を狙いすぎて失敗してしまうわけです。

普通なら、何回かの経験から学習して、余裕をみないといけないなぁと思うわけですが、どうしても**「ピッタリ」でないことへのモーレツな違和感のほうが勝ってしまう**ので、ついギリギリ狙いになってしまうのです。

そんな私ですが、数年前に強迫性障害になった頃は、逆にあまりにも心配しすぎて何ごとにも30分の余裕をみて、早く行き過ぎる状態が続いたことがありました。周囲の人から見ると非常に好ましい状態だったかもしれません。

しかし、私にとっては、とにかく「余裕をとらなきゃ」と、そのことばかりで頭が一杯で、精神的にもパンパンで「精神的に健康」とはとてもいいがたい状態でした。

強迫性障害の頃は、時間だけでなく、あらゆることに超完璧を目指し、部屋の片づけも異様なほどにきれいでした。けれど、それは恐怖に近い強迫感にせまられてのこと。心の余裕はどんどん無くなって、最終的には精神が完全に壊れてしまいました。

つまり、「周囲にとって好ましい状態=本人が健康な状態」ではなかったということです。むしろ、精神的に不健康極まりない状態だったわけです。表面的につじつまを合わせるために誤った方法でかなりのムリをしてがんばっていただけなのです。

このような誤った方法で表面だけつくろうことを続ければ、いつか壊れてしまうのは当然です。

では、どうすればよいのでしょうか。

フツウの人にとっては「当たり前」のことでも、発達障害の人には「当たり前」でないことはたくさんあります。フツウの人でも自分が「当たり前」と感じていないことを強要されると行動に反映しにくいのではないでしょうか。

そういう観点から考えれば、フツウの人が「当たり前」として感じていることを発達障害の人が「理解できるような工夫」がポイントになるように思います。**「発達障害の当事者が納得して行動に移せる」ことが、本人が壊れることなく継続してやっていける方法**なのだと思います。

梅永雄二のちょっとひと言

「それぞれの文化に合ったやり方」

最初に説明したように、発達障害にはLD・ADHD・自閉症スペクトラムといった障害がありますが、すべて単独で存在している人たちばかりではなく、それぞれが重複している人たちもいます。

ADHDという障害をいちやく有名にしたのは「片づけられない女たち」といわれた人たちでした。ADHDとは注意欠如・多動性障害と訳され、注意力の不足が特徴のADHDを不注意型ADHDという場合もあります。

アスペルガー症候群の人たちの中にはこのADHDを重複している人もいます。Lーたさんは片づけができないということでしたが、アスペルガー症候群とADHDの障害の双方を所持しているのだと思われます。この不注意な側面があるために「ゴミ出しを忘れる」ということも生じるのです。

Lーたさんは、ゴミを遠方のゴミ箱まで運ぶのはじれったいので、「ゴミ箱を近くに置く」という方法をとりました。このように、アスペルガー症候群の人が抱える問題を定型発達の人と同じようにすることを目的とするのではなく、彼らが生活しやすい、生きやすいように環境を整えることを「構造化」による支援といいます。ゴミ箱を部屋にいくつも置いて、どこにでも捨てやすくするという発想はまさしくこの構造化理論なのです。

自閉症スペクトラム障害の人を対象にした、構造化による指導で世界的に著名な米国ノースカロライナ州のTEACCHプログラムでは、自閉症スペクトラム障害の人を障害と考えずに、「自閉症の文化」と捉えています。

文化が違うのであれば、生活様式がそれぞれ異なっても仕方のないことです。

たとえば、外国には食べ物を手でつかんで食べる文化がある国があります。日本で自分の子どもがご飯を手でつかんで食べようとすると、「ちゃんと箸を使って食べなさい」と叱るでしょう。しかし、外国の人が手で食べ物をつかんで食べたとしても、その国の文化を知れば納得できるのではないでしょうか。

定型発達といわれている人たちでも、それぞれ異なる特徴をもっています。

アスペルガー症候群の人たちにはそれぞれの文化があると考えれば、その人のやり方に合った暮らし方、生き方をすることも決して悪いことではないでしょう。

3章

気持ちの理解は難しい？

どこかで折り合いをつけないと、対人関係が悪化してしまいます

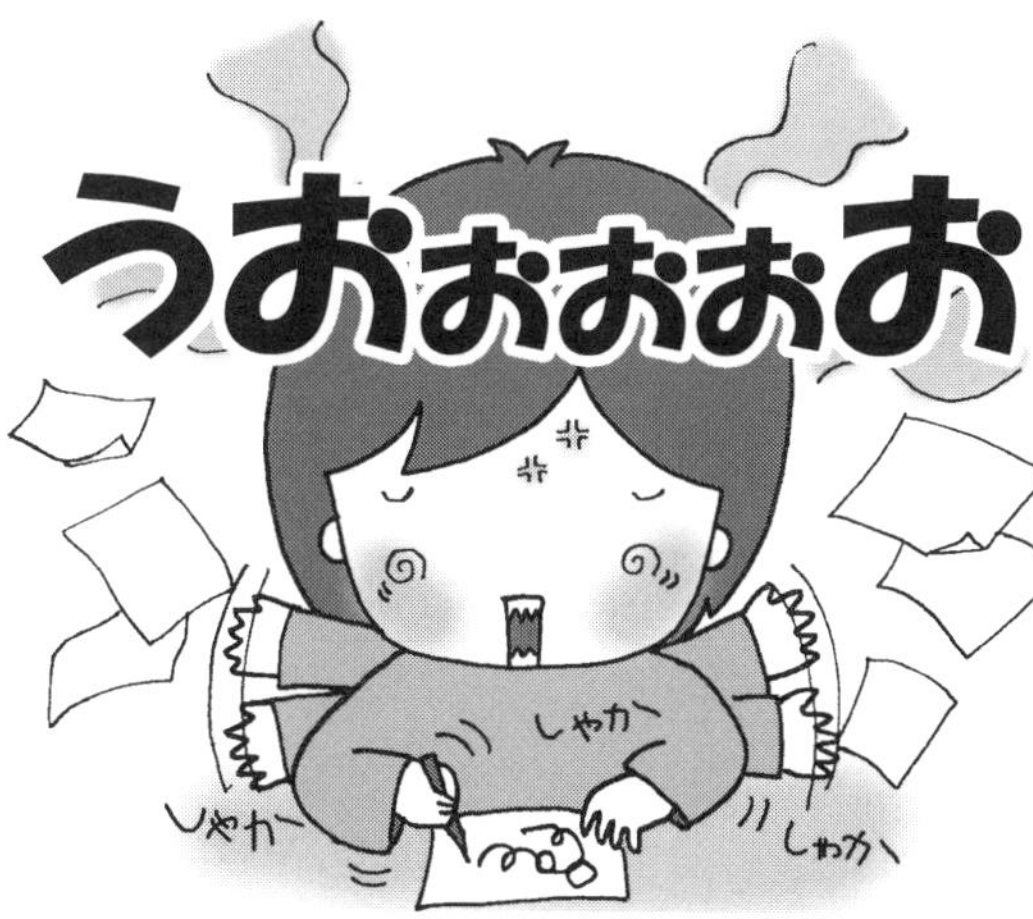

対人スキル

頼まれると断れないのはなぜ？

思い込みで荷が重くなる

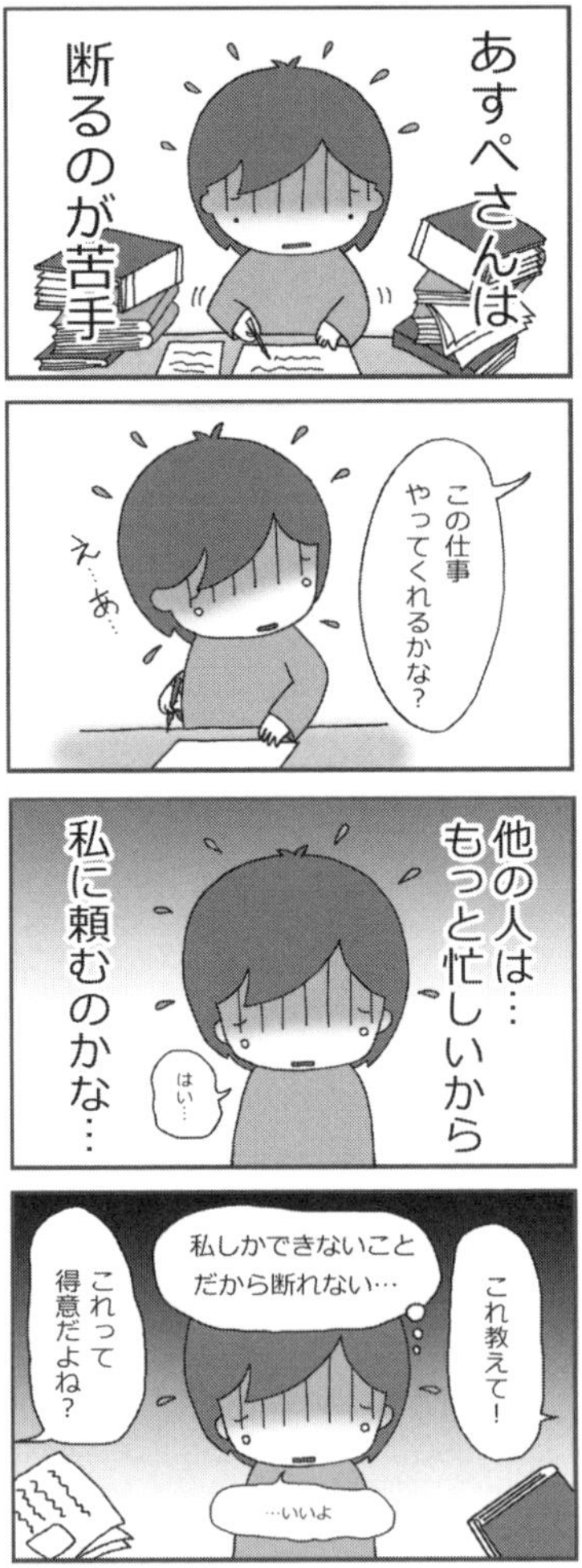
あすぺさんは
断るのが苦手
この仕事やってくれるかな？
え…あ…
他の人はもっと忙しいから
私に頼むのかな…
はい…
これ教えて！
私しかできないことだから断れない…
これって得意だよね？
…いいよ

私は、人から頼まれると断れません。つまらないことなら断ることもできますが、仕事だとなかなか断ることができません。

漫画は、私が休職する直前の状態です。この頃、私は自分の抱えていた仕事だけでもパンク寸前でした。猛烈に忙しくてフラフラだったので、当然、周囲の人も上司も私の状況をわかっていると思っていました。

それでも、上司は私にさまざまな仕事を頼んできました。やたらにヘビーな仕事を……。その仕事は、ただでさえ限界を超えて働いていた私の精神に、ボロボロに壊れるまでにストレスをかけました。そんな状態でも、周囲の人がトラブルで困って電話やメールをしてくれれば調べて回答しました。

なまじ、トラブルの状況を聞く（読む）と、この部署で解決する技術や知識をもっているのが私だけだとわかるので、つい自分の仕事をやめて、調べて回答したり、相談にのったりしてしまいました。もちろん、自分の担当している仕事のトラブルは自分で対応していました。

もともと、割り込みが発生すると、集中力が途切れて、元の作業に戻ることがなかなかできない特性があったために、この頃の私は、割り込みばかりで自分の仕事ができない状態に陥っていました。それでも、頼まれたり相談されたりすると断れませんでした。

私が忙しいことを承知のうえで、みんなは頼んでいるのだと思っていました。忙しいことがわかっていても頼むということは、他の人はもっと忙しいからなんだと思っていたのです。しかも、上司にはきちんと作業の内容は報告していましたから、私の作業量を把握したうえで言っているのだと思っていました。

だから、「みんな私より忙しいから仕方ないんだろうな。なんとか無理してやるしかないなぁ」と思って、引き受けていました。

けれど、実際は違いました。単純に、断らないから頼んでいたんですね。私にとって、複数の仕事を並行するだけでも、大きなストレスがかかっていました。さらに、どんどん割り込みが入る……。今、そのときの状態を思い出すだけでも吐き気がします。もう、何年も前の話なのに……。

そんな状態に陥ってどうしようもなくなって、休職に至りました。そうなって初めて、よく考えました。

結局、「断らない＝大丈夫」「困ったときに、とっても便利な人」、ただ、それだけでした。そんな簡単なことを、私は休職するまで気づかなかったのです。しかも、私自身は「人に頼めない人」ですから、会社で「人に頼む」ということは、よほどのことなのだ……と勝手に思い込んで断れなかったのです。

そして、もう一つ。私は「人に頼られるのがうれしい」という気持ちが非常に強くありました。誰でも、自分を必要とされるとうれしいでしょうけれど、私の場合は、それが必要以上に強かったように思います。

それは、私が子どもの頃に劣等生だったことが関係しています。劣等生だった私を頼る人なんていませんでした。私が人に助けてもらったり、情けをかけてもらうことばかりでした。だから、誰かから親切にしてもらうたびに、「いつか私も人の役にたてるようになりたい！そのときは、この人みたいに親身になって助けるんだ！」と思っていました。

成長して人の役にたてるだけの能力を身につけました。子どもの頃から憧れていた「人の役にたつ」ことができるようになった……。だから、頼られると自分を助けてくれた人のことを思い出して「断れなくなっていた」のです。

こうして、私は断ることができない人となり、自分のキャパシティを超える仕事を抱え込んで壊れてしまいました。

発達障害の人が社会に出るまでに必ず身につけておいてほしいことがあります。**自分のキャパシティ以上のことを頼まれたら、「きちんと断る」**ということです。発達障害の人の多くは、生育過程で周囲から否定される経験が多いために、極端に「人に嫌われたくない」「人からほめられたい」「断ることは悪いこと」という気持ちを抱きがちです。

特に、日本の文化では、学校も家庭でも「断る」ことはマイナスに捉えられ、文句を言わず引き受けるほうをよしとする傾向があります。

子どもの頃は、課せられる「仕事」の絶対量が少ないですから、すべて引き受けても何とかなるかもしれません（なかには、勉強に関してむちゃくちゃ要求する親もいるでしょうが）。けれど、一般社会での仕事は、「自分のすべき仕事」をきちんと判別しなければ、際限なく量が増えてしまいます。

これから大人になる発達障害の子どもたちには、**「自分のすべきこと」を見極めて、「断る」技術が身につくようにしてあげてください。**私のように壊れて二次障害に苦しむことのないよう心から願っています。

対人スキル

人を信じるって難しい

不信はささいなことで

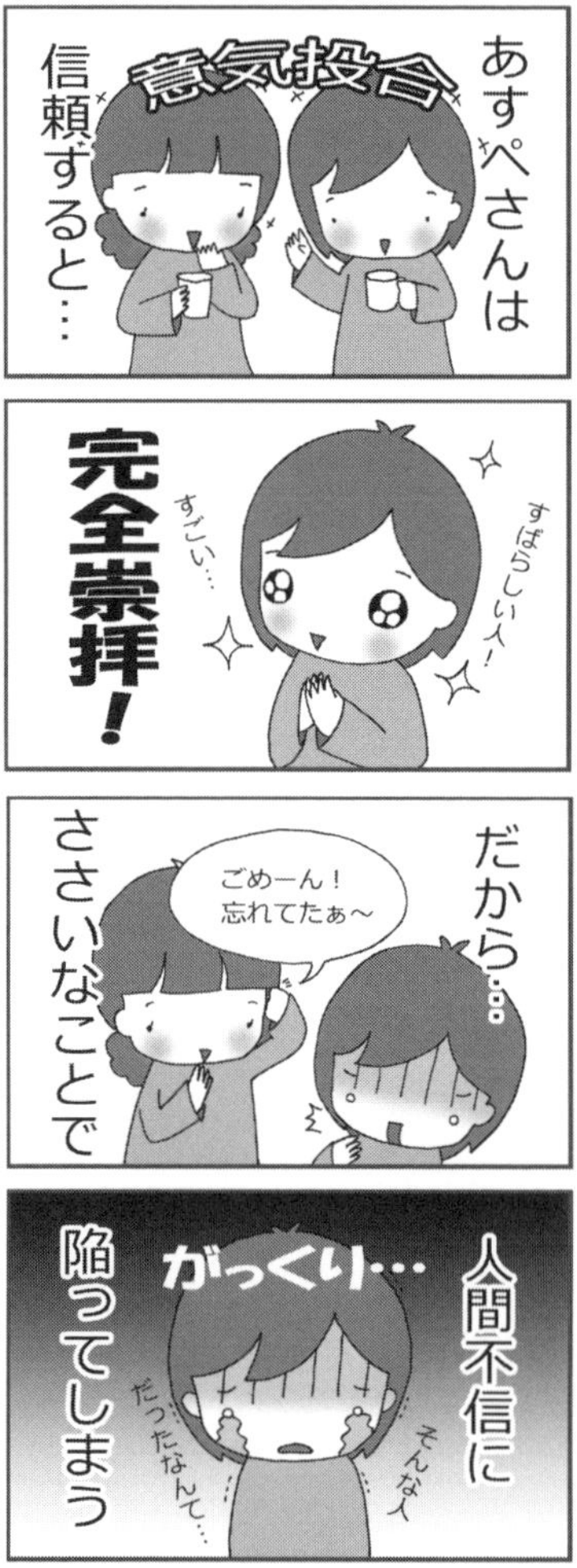
あすぺさんは
意気投合
信頼すると…
完全崇拝！
すばらしい人！
すごい…
だから…
ごめーん！
忘れてたぁ～
ささいなことで
人間不信に
がっくり…
そんな人
だったなんて…
陥ってしまう

「人を信じるって難しい」

ごくごく一般的に言われる言葉です。が、ここではその意味とは少し違って、私が感じている「発達障害の特性ならでは」の悩みのお話です。

私は、子どもの頃は人の言葉を疑うことが少なくて、よく騙されました。中学生になる頃には、安易に人を信頼しなくなっていました。それだけに、「信頼できる人がほしい」という気持ちが強かったように思います。

そんな私が「信頼できる人」は、ちょっとやそっとの信頼のことではありません。**全人的に崇拝できるような人、これが、私の「信頼できる人」の定義だった**のです。

当たり前ですが、そんな人が現実にいるわけありません。けれど、以前の私は人を信頼するということは、その人のすべてを100%信頼するか、そうでなければ「信頼できない」という区分けをしていました。

「100%の信頼」ってどういうことなのでしょうか。

自閉症スペクトラムの人は、自分と他人の境界があいまいで、他人も自分も一緒くたにしてしまいがちです。実は、それが「人を信頼する」ことに、顕著に現れてしまうのです。

漫画がその一例です。ある人とあるテーマについて話をして、すごく意気投合したとします。すると、私の中では「なんてすばらしい人！　こんなにも意気投合できるなんて、信頼できる人だわ！」と思ってしまいます。

ところが、こう考えた時点から、**私の中では「この人はすべての考えが私と同じ」と思い込んでしまうのです。**ですから、次に話をしたときに、自分と考えが違っていると感じるとそれが受け入れられず、自分の考えと相反するものだったりしようものなら、もう耐えられません！

ほんのささいなことですら、「こんなことも守れない人だったなんて……がっかりだ」と、いきなり信頼ゼロになってしまいました。

つまり、「信頼できる人＝自分と同じ考えの人」という意識だったのです。

自分が、そういう考え方をしていることに気がついたのは、30歳を越えてからでした。今は、できるだけ「全人格的」ではなく、もう少し分割したくくりで人を「信頼」するようになりました。

例えば、仕事では非常に尊敬できるけれど、飲み会では近づかないほうがいいような人っていますよね（お酒を飲むと人格が変わる、説教魔、愚痴魔になるとか）。昔だと、お酒の席のそんな姿を見たとたんに、普段の仕事での尊敬もぶっ飛んでしまって、信頼ゼロになりました。

けれど、「仕事でのAさん」と「飲み会でのAさん」というくくりに分けて、別物として考えることにしました。それぞれのくくりで、「仕事でのAさん」＝信頼100％と「飲み会でのAさん」＝信頼0％にすることで、「仕事でのAさん」を嫌いにならずに済むのです。

こうすれば、仕事と飲み会の重みが仮に同じだとしても、全体として平均すると、50％の信頼を保持できたことになります（実際は、仕事のほうが飲み会よりも比重が大きいですから、もっと高い信頼を保持できたことになりますよね）。

発達障害の人にとって、「0 or 100思考をやめて、グレーにしなさい！」というのは、難しい話なのです（「しなさい」と言われてできるなら、とっくの昔にできてますよね（笑）。できないから「障害」なわけですし……）。

けれど、先ほどのAさんへの信頼度設定の例のように、**認識の区切りを分割して、それぞれに対して、0 or 100思考をすること**は、比較的簡単なのです。初めは大きな分割しかできなくても、少しずつ分割を細かくしていけたら、最終的には全体として見るとグレーと同じ効果を生み出すことができると思います。

つまり、「できない」ことを「できるようにがんばる」のではなく、**「できる」ことを利用して、「求められているのと同等の効果を生み出す」**こと。これが、発達障害の人にとって、一番必要なスキルであり、発達障害を支援する人が最も重点を置いて支援したいポイントなのだと思います。

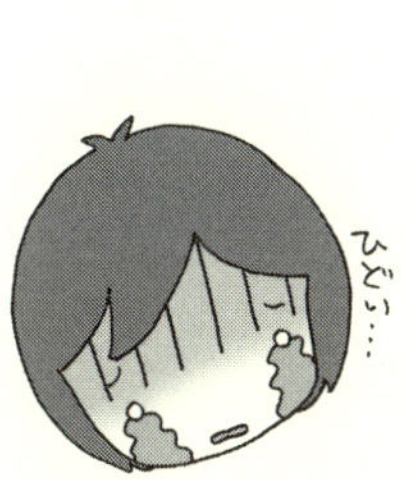

二次障害

オーバーワークが「普通」だと思っていませんか？

怠けてるわけじゃない

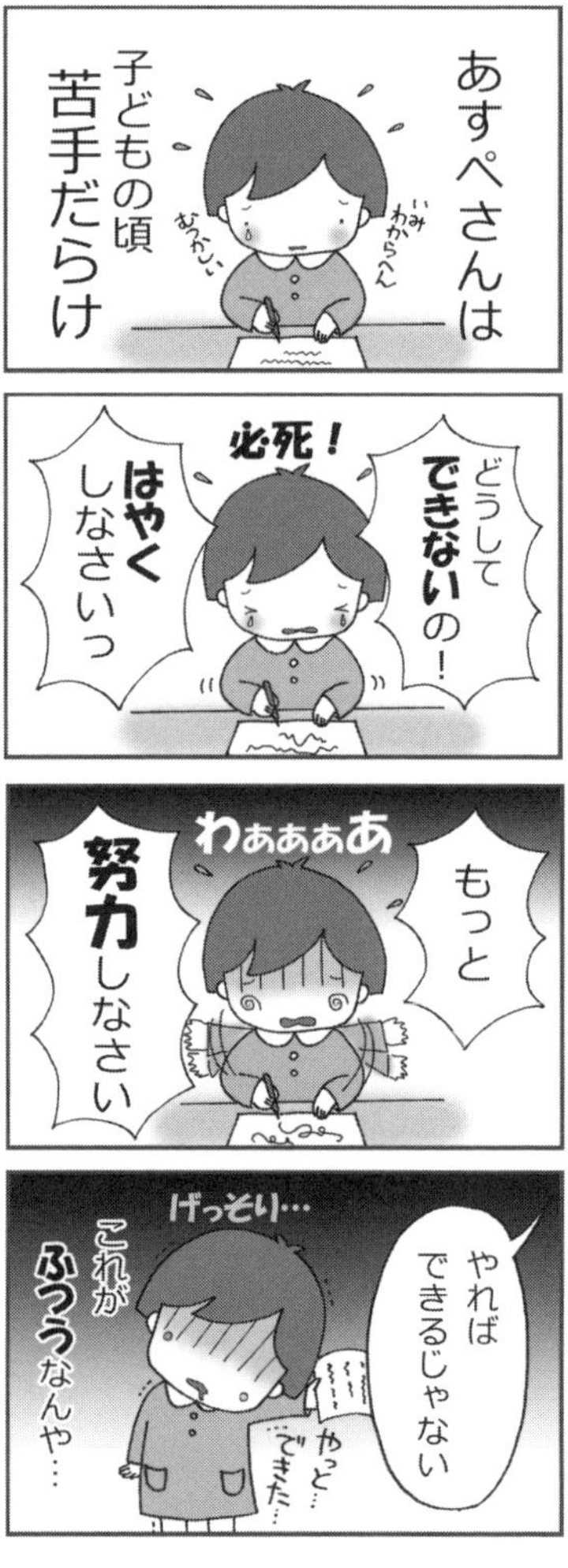
あすぺさんは
子どもの頃
苦手だらけ
いみわからん
むずかしい
どうして
できないの！
はやく
しなさいっ
必死！
もっと
努力しなさい
わぁぁぁあ
やれば
できるじゃない
げっそり…
これが
ふつうなんや…
やっと…
できた…

前でも触れたように、私は「断れない人」です。

実は、断れない理由には、もう一つあります。それは、「がんばればできるだろう」「無理すればできるだろう」という根強い意識です。

実際、これまでの人生の中で、かなり極限の状態までがんばって、やり遂げたことがたくさんあります。なまじ、たくさん経験があるために、つい「がんばればできる。無理すればできる」と、頼まれごとを引き受けてしまうのです。

初めのうちは、それでも、文字どおり「がんばって」「無理して」こなしていました。つまり、「自分の限界を超えた状態（オーバーワーク）」の末に「できていた」のです。

短期間で完了するような頼まれごとなら、多少オーバーワークしても、乗り切ったあとに少し休憩すれば、体力・精神面ともに取り戻すことができます。けれど、「オーバーワークの末にできている」という認識が本人にも周囲にもないため、「仕事ができる＋断らない人」→「便利な人」になってしまいました。そのために、いつしか「仕事を頼まれる→断れず引き受ける→オーバーワークで乗り切る」が常態化してしまいました。

しかも、私には、それが「オーバーワーク」だという意識がありませんでした。

話が少しそれますが、よく、オーバーワークで壊れやすい人、うつ病になりやすい人の特徴として、「自己イメージの高すぎる人」というのが挙げられています。これは、「自己イメージ（自分が理想としている自分）と実際の自分とのギャップが大きすぎることが、オーバーワークや精神的疲労を大きくする」というものです。うつ病の場合は、「理想の自分」と「現実の自分」にギャップがあって、それを埋めるためにオーバーワークをしてしまうわけです。

では、発達障害のある人は、何が原因で「自分の考えている自分」と「実際の自分」にギャップができてしまうのでしょうか。

私の場合、過去を振り返って考えると、生育過程でたたき込まれた「定型発達のフツウの人」のイメージが「理想の自分（自己イメージ）」になっているような気がします。

なぜ、そのような自分を自己イメージとしてもってしまったのでしょうか？　それは、漫画にもあるような、生育過程の経験によるものだと思うのです。

小学校時代の私は、運動神経が極端に鈍く、勉強も遅れがち、体も弱くて、何をやってもダメな子でした。自分では、一生懸命にがんばっているつもりでも、親や先生からは「努力が足りない」「もっと、ちゃんとやれ」と怒られてばかりでした。オーバーワーク気味の努力を重ねることで、やっと、普通のことができるようになりました。

ところが、オーバーワークでできるようになったにもかかわらず、親や先生は「ほらみなさい。努力すればできるじゃないの」「努力しなかったからできなかったのよ」と言いました。そのため、私は「オーバーワークの努力」が「普通の努力」なのだと思い込んでしまったのです。

つまり、「オーバーワークで実現できる自分」を「本当の自分」だと、勘違いしてしまったのです。「フツウの人にできること」は「自分にもできる」と考えるのは、一見〝当たり前〟のように思われるかもしれません。しかし、そもそも「フツウではない」発達障害の子どもにこの考えを植えつけてしまうと、大人になってから私のような悲劇を起こしてしまう可能性があります。

それは、こういうことです。

フツウの人ができることが、努力によって自分にもできた。きっと、この要した努力は、フツウの人と同じ努力に違いない。「みんな、本当はこんなに努力しているんだ」。そう思って

「オーバーワーク」＝「普通の努力」だと勘違いしてしまったのです。

少し大きくなってから、自分と他人の努力の度合いが違うことに気がついても、「オーバーワークの自分」が「本当の自分」という勘違いは消えませんでした。

逆に、「オーバーワーク」をやめると自分が〝できない子〟に逆戻りするんじゃないか。そんな恐怖から、普通のレベルでは不安がぬぐえず、必要以上に「他人よりもできる」状態をキープするために「オーバーワーク」するようになりました。

さらに、エスカレートして「オーバーワーク」でなければ「努力していない」と罪悪感さえ感じるようになり、何ごとも「オーバーワーク」でなければ安心できなくなりました。

子どもの頃、すべての物ごとが「オーバーワークの努力」をしなければ、ほめてもらえなかったことから始まっています。それくらい努力しなければ「怒られる」んじゃないか、大人になった今でも、そんな不安が常にどこかにあったのです。

ですから「余力をもって物ごとをする」のは、私にとっては、罪悪感を感じてしまうのです。普通に仕事をこなしている状態では不安で不安でしかたがない……。自分で自分の首を絞めるかのように、人の仕事を手伝ったり、新しい仕事を増やしたりしました。

ところが、こういう行動は「積極的に取り組む人」として評価されるため、よけいにやめられなくなります。とはいっても、常に自分を限界を超えた状態においているわけですから、少し仕事が増えただけで、オーバーフローしてしまいます。オーバーフローしていても、「がんばればできるはず」と、根強い意識があるために断ることもできない。

「がんばればできる」

これは劣等生だった私を支えてきた言葉です。劣等生だった私が、大学院まで進むことができたのは、すべてこの言葉のおかげでした。

けれど、大学院の博士課程へ進んだとき、この言葉が私を壊してしまいました。「大学の教員になる」という夢の実現まで、あと一歩というところで私の心は壊れてしまいました。それでも、「もっとがんばれば、もっとできるはず!」と、自分の体力や能力の限界を考えずにむちゃくちゃな生活を送り、自分を追い込みました。

そして、再起不能な状態にまで壊れ、うつ病と診断されました。

その後、うつ病の本を読んで「自己イメージが高すぎる」ということを知りました。

けれど、私は「理想の自分」について、あまり意識したことはなかったのです。むしろ、「こんな風になりたい」「こんなことがしたい」という具体的なイメージを抱けずにいました。自分の人生のビジョンもありませんでした。大学の教員になりたかったのも、「誰に言っても〝偉い〟と思ってもらえる職業」という理由でしかありませんでした。

つまり、劣等生だった自分のイメージを払拭する「肩書き」がほしかっただけ。そんな動機で進学したのですから、研究もうまく進むはずもなく、「オーバーワーク」でしかアピールすることができず、安心を得ることもできなかったのです。

心が壊れてしまった私は、小さな小さな会社に就職し、転職に転職を重ねて、今の会社にたどり着きました。そして、同じ原因で2度目の挫折をしてしまったのです。

人間関係の崩壊とオーバーワークによる自分の精神の崩壊でした。

会社を休職し、「発達障害」の診断を受け、これまでの人生の失敗に「発達障害の特性」が深く絡んでいたことに気がつきました（診断までの経緯については、前著「アスペルガー症候群だっていいじゃない」に書いていますので、興味のある方はご覧ください）。そう、「断れない自分」「オーバーワークしてしまう自分」の原因がやっとわかったのです。

常に他の子どもと比べられて、「他の子と同じようにできること」を求められてきた私にとっては、**「定型発達の人」＝「理想の自分」になっていたのです。「発達障害」である私にとっては、「現実の自分」とはかけ離れた自己イメージです。**この自己イメージが私を無駄なオーバーワークに駆り立て、私の間違った上昇志向を増長させました。そして、私を自ら崩壊へ向かわせたのです。この「自己イメージ」を、どのように修正していくか……それが、これからの私の課題です。

私と同じように苦しんでいる方へ。

私と同じように、**「定型発達の人」を「理想の自分」とイメージして苦しんでいませんか？**

それは、間違いなのです。

これを機会に、定型発達の世界の先入観や常識を捨てて「あるべき自分の姿」を考え直してみましょう。きっと、今とはまったく違うけれど、とっても魅力的な今の自分が見えてくる、私はそう思います。

発達障害のお子さんのママさん、パパさんへ。

「がんばることはいいことだ」「やればできる」ことばかり強調してしまいがちです。けれど、発達障害のある子どもは、日常生活では「できないこと」が多すぎて、やることすべてが「がんばること」になってしまいます。そんな状況では、「オーバーワーク」で「当たり前」だと思い込んでしまいます。

「できることにはオーバーワークしなくてもよい」「余力が残っていることは悪いことではない」ということを、きちんと意識して教えなければ、自分の経験からそのことを学ぶのは難しいのです。

そして、「他の子と同じようにできなくてもいい」ということ。がんばっていない「ありのままの自分」でも受け入れられるということを、きちんと教えてあげてくださいね。

自己コントロール

メールを打ち切るタイミングって？

メールのラリー状態

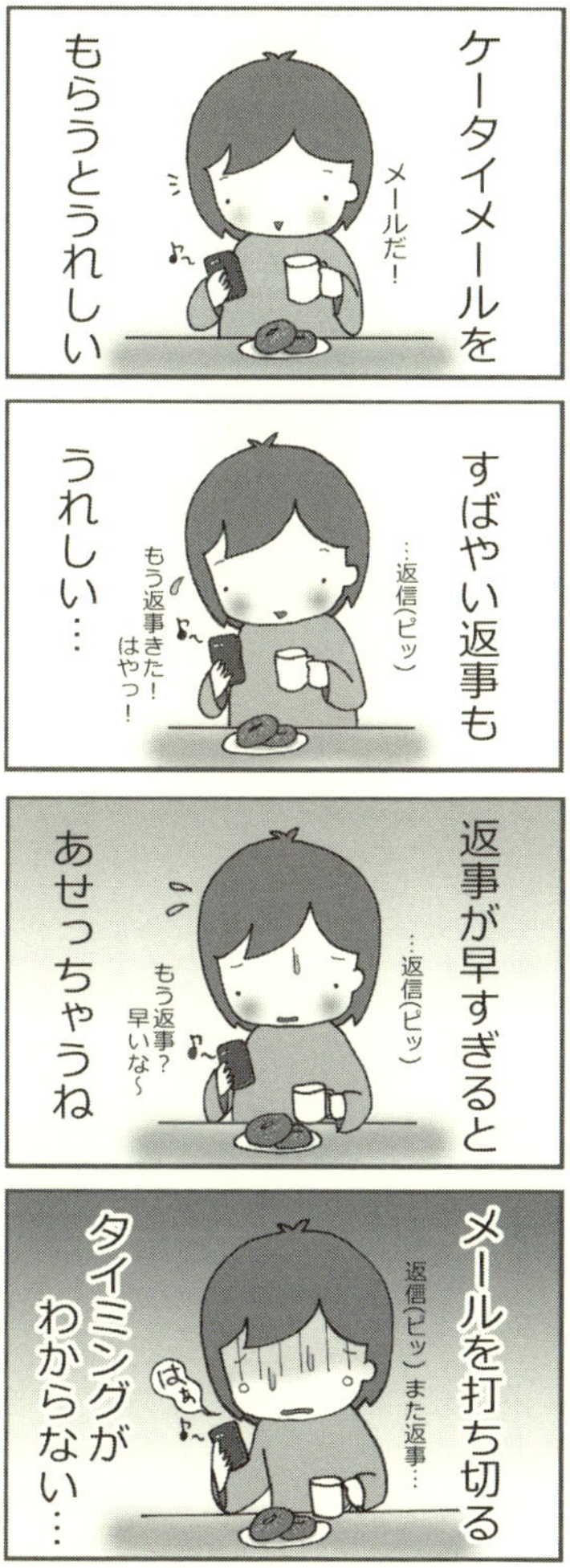
ケータイメールを
もらうとうれしい
メールだ！
すばやい返事も
うれしい…
…返信（ピッ）
もう返事きた！ はやっ！
返事が早すぎると
あせっちゃうね
…返信（ピッ）
もう返事？ 早いな～
メールを打ち切る
タイミングがわからない…
返信（ピッ） また返事…
はぁ

ケータイメール、すごく便利ですね。便利だからたいした用事もないのに、ついついメールしてしまう人も多いことでしょう。そういうメールをもらうのはうれしいのだけど、相手が暇だと、すぐに返信が来ます。もともと、たいした用事があるわけではないので、たわいのない返信に、返信をして……と延々と続くことがあります。

たわいのない内容の場合は、「ちょっと今からお風呂入るから、じゃあね」「もうこんな時間！　もう寝るわ！　おやすみ！」とかで打ち切れます（こうして打ち切れるようになるまで、かなり悩みましたが……）。

しかし、延々と愚痴を送ってこられる場合が、一番困ります。「きっとしんどいんだろうから、きちんと聞いて返事をしなくては」と思うので返信をします。むげに打ち切ることができません。

けれど、送ってこられる側にとってはたまりません。軽く流せばいいのかもしれませんが、それができなくて延々と愚痴メールにつきあって返信していました。

ある日、いつも愚痴を聞かされていたので、私もその友だちに愚痴メールを送ってみました。愚痴につきあってくれるだろうと多少の期待を込めて……。すると、まったく返事なし。

あぁ、なんだ。無理してつき合う必要なかったんだ。彼女にとって、私は吐き出すのにちょうどいい相手でしかなかったんだ。

それ以来、その友だちの愚痴メールは無視することにしました。そうはいっても、自分自身が愚痴メールを書きたくなることも多々あります。

一時期は、彼女から送ってこられるばかりでは損な気分がしたので、こちらも愚痴メールを送ったりしたこともありました。けれど、「送信」した瞬間は爽快ですが、愚痴メールばかりのやりとりが増えると、逆に自分の気持ちがすさんでいくばかりでした。

そこで、愚痴メールを書いたときの自分の気持ちを考えてみました。

とにかく、「自分の中にあると気持ちが悪いから吐き出したい」という欲求が強い。相手に聞いてもらうことは二の次。ただケータイに打ち込んで、最後に「送信!」とボタンを押したときに「すっきり」する。つまり、自分の気持ちを吐き出して、ケータイの送信ボタンを押すという操作で、「あぁ出した！　すっきり！」を感じているわけです。

そう考えると、そんな自己満足のために、負の感情の塊をぶつけられる相手はたまったものではありません。「書いて（吐き出す）」＆「送信（捨てる）」という操作がしたいだけなら、わざわざ相手に送る必要ないんじゃないか？　と思いました。

そこで、愚痴メールを書きたくなることがあったときに、一つ試してみました。ケータイに打ち込んで、送信せずにいったん送信ボックスに入れたのです。そのときに、大切なのは、「送信ボックスに入れるボタンを押すときに、〝送信！〟という気持ちで押す」こと（力を込めて、ブチっと押すといいです）。すると、送信したのとほぼ同じ程度のすっきり感がありました。

それ以来、愚痴メールは送らずに送信ボックスに保存することにしました。あとで読むと、「こんなひどいものを、他人に送らんでよかった……」とモーレツに恥ずかしくなります。

そして、ざっくりメールを削除。この「削除」のほうが、「送信」よりもすっきりとした気分になれました。

これを繰り返すうちに、愚痴メールがいかに無駄な労力であるか、また自分をネガティブにするかということをしみじみと感じました。最終的には、愚痴メールを書きたいと思わなくなりました。これは、自分にとってとてもいい効果があったと思います。

結局、**「メールを打ち切るタイミング」を考えるよりも、愚痴メールには初めから絡まないのが一番**だとわかりました……。

どうして対立してしまうのか？

発達障害の人は、なぜか人と対立してしまうことが非常に多いようです。私自身も例外ではありません。その原因は、**「相手の主張には私の知らない理由がある」ことを考慮することが苦手**だからです。

一般に「相手には相手の事情がある」といいますが、この言葉では今ひとつピンときませんでした。なぜなら、同じ事情がある人でも行動が同じとは限らないからです。「他の人（私）は○○という事情があってもそうはしない！」と思ってしまうので、「相手には相手の事情がある」とういう表現では納得できなかったのです。

ある発達障害の当事者さんとの話の中で、「相手の強い主張には、必ず何らかの理由がある。しかも、その理由のほとんどは自分のあずかり知らないことなんだ」という言葉を聞いたとき、

背景を読めない

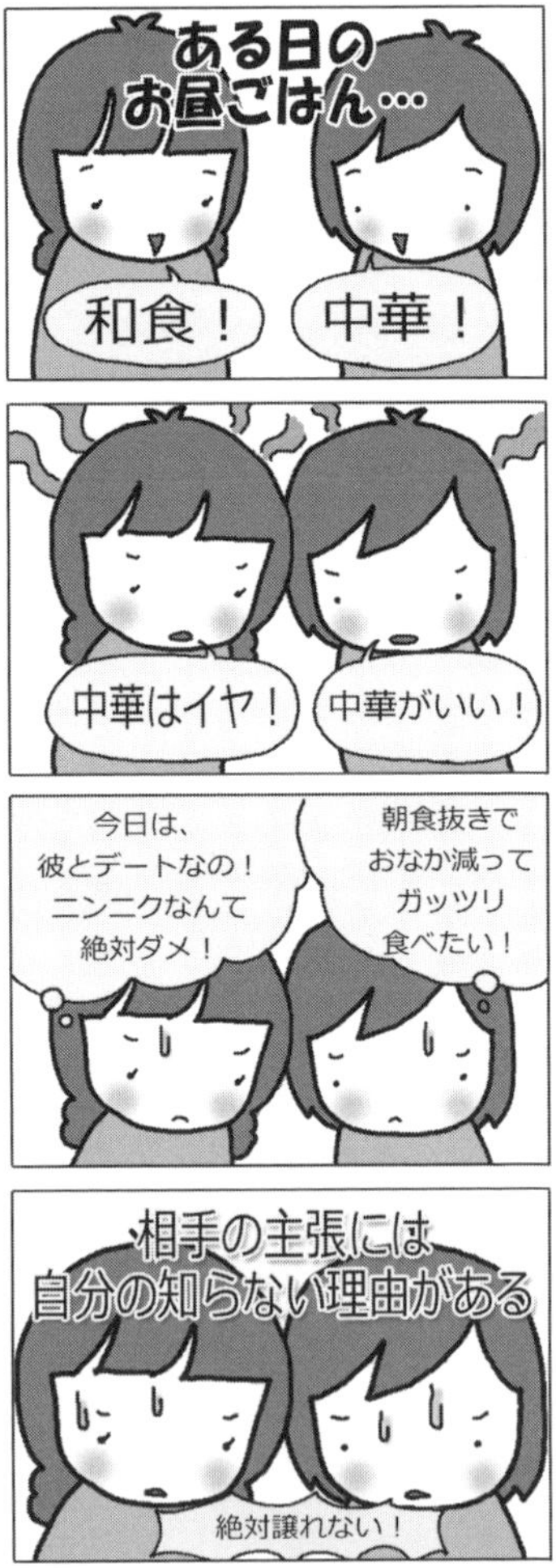
ある日のお昼ごはん…
中華！
和食！
中華がいい！
中華はイヤ！
朝食抜きで おなか減って ガッツリ 食べたい！
今日は、彼とデートなの！ ニンニクなんて 絶対ダメ！
相手の主張には 自分の知らない理由がある
絶対譲れない！

いままで納得できなかったことがストンと納得できたのです。

つまり、同じ事情を抱えていても、どのような行動を取るかは、「その人が考えて導き出した結論」によるということ。つまり、抱えている「事情」そのものではなく、その人の「考えと結論」こそが相手の行動の源（理由）なのだということが、一瞬にして頭の中でつながりました。

なぜ、私はそれまで理解ができなかったのでしょうか。

それは、コミュニケーションが苦手な発達障害のある人は、**自分と他人の境界があいまいなために、自分自身の環境や体験を中心にして、「自分の延長線上に相手がいる」と考えてしまうからなのです。**

相手は、全く別の人間で、全く違う生活をしていて、全く別の人生を歩んでいる、ということを考慮しにくいのです。全く別の経験を積んできているのですから、全く違ったものの見方や信念があって当たり前なのです。

こういわれれば、「そうかな」と思うのですが、正直なところ、「自分の感覚として」ピンとこない……というのが本当のところです。

そのため、相手の強い主張を「自分に対する否定」のように感じてしまいます。つまり、同意しないのは、「私のことが嫌いだから攻撃している」「私のことを否定している」「私のことを理解していないから」など、さまざまな形で「自分への否定」として感じてしまうのです。

定型発達の人の場合、よほど込み入った事情がなければ、相手が強く主張するときには、「あぁ、なんだか、事情があるんだろうな」と思えるようです。けれど、その程度のことでも、発達障害の人にとっては、「ゆゆしき意見の対立」「自分に対する否定」と感じてしまうのです。

でも、逆に自分自身が強く主張している場合を考えてみると、自分の生活や人生経験によって培われた経験から、「こうあるべし!」と考え、それを主張していることが多いはずなのです(〝こだわり〟もこれに含まれます)。それと同じように、相手にも別の下地があって、「こうあるべし!」と主張しているだけなのですよね。

実は、対立とは全く逆のこともあります。

意見の食い違っている人をそばで見ていたとき、どう考えてもその人に原因があるとは思えないのに、「自分が悪いんじゃないか」とオロオロしていることがあります。私自身もよくあります。

例えば、相手が不機嫌な顔をしていると、「自分が悪いのでは?」と考えてしまうのです。実はこれも、対立する場合と同じで、「自分の延長線上に相手がいる」と考えてしまうところに原因があるのです。

相手には、相手の生活があります。家でいやなことがあって機嫌が悪いだけなのかもしれないし、私の知らないところで上司に怒られて機嫌が悪いだけなのかもしれません。つまり、「自分の知らない理由がある」かもしれないのです。

ところが、発達障害の人の場合は、「自分に対して機嫌が悪い」→「自分が原因に違いない」と思ってしまうことが多々あるのです。

私自身も、30歳を過ぎる頃まで、「相手の背景」によって主張が変わるということに気づかないことがとても多くありました。「相手の強い主張」のすべてを「自分への否定」と感じていました。

30歳を過ぎて、社会で働くようになって、「その人の役割によって、重視するものや利益が違う」ということを学びました。「スタンス（役割）が違えば、主張する意見が変わるのは当然のこと」だと受け入れられるようになりました。

こうして、私はかなり限定された範囲においては、「相手の主張には私の知らない理由がある」ことを理解できるようになり、対立したりオロオロしたりすることが減りました。昔より、少し楽になった気がします。

対人スキル

「しまった！」と思ったときのお助けフレーズ

そのひと言でセーフ！

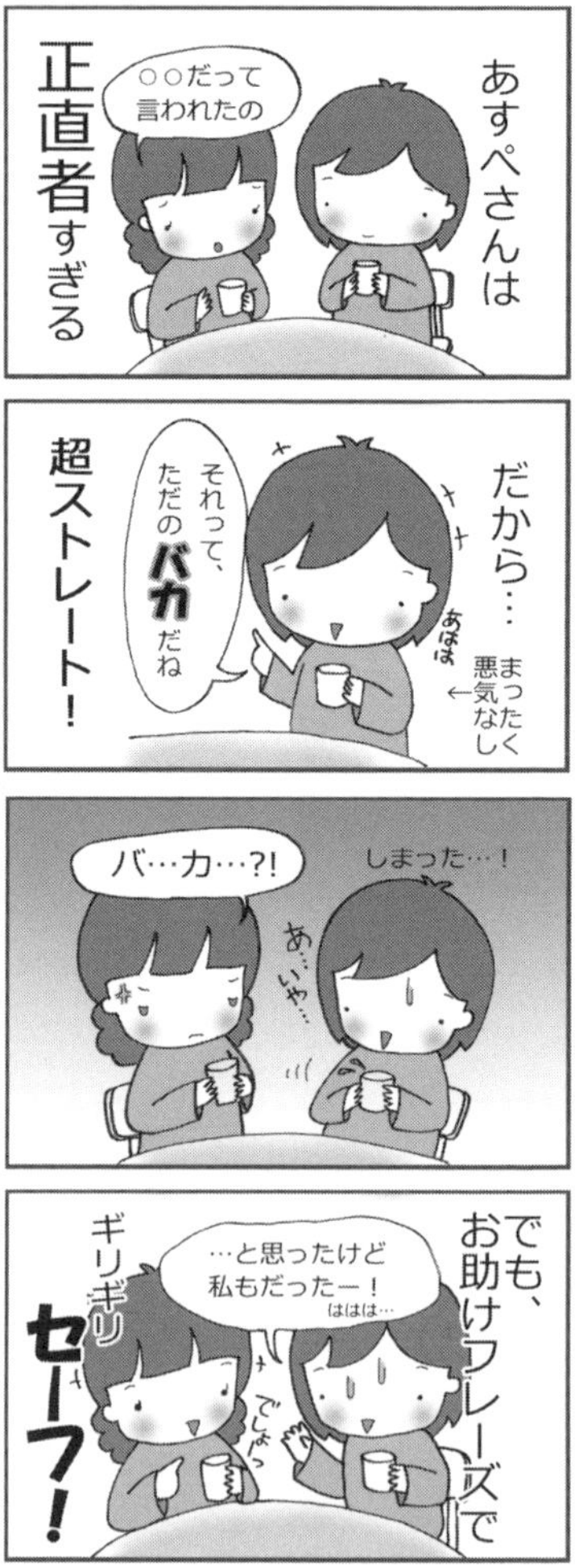

あすぺさんは
○○だって言われたの
正直者すぎる
だから…
それって、ただのバカだね
あはは
まったく悪気なし←
超ストレート！
バ…カ…?!
しまった…！
あ…いや…
でも、お助けフレーズで
…と思ったけど私もだったー！
ははは…
でしょっ
ギリギリセーフ！

私は、失言がとても多いです。

悪気なく口走るときもあれば、「言ったらダメ！」と思っているのに思わず口にしてしまうときもあります。あるいは、「あえて苦言を呈した」ら想像以上に場が凍りついてしまった……ということもあります（というか、これが一番多いかも）。

いずれにしても、言った直後の相手や周囲の反応から「しまった！」と気づきます。発してしまった言葉は取り戻せません。

しかし！　日本語は便利なもので、「言ってしまった言葉」のあとに違う文章を付け加えるだけで、全く違う意味に変化させたり、やわらかい表現に変えたりできます。言ってしまったら〝いっかんの終わり〟ではないのです。フォローしだいで、まだチャンスは残っています！

とはいえ、パニックになりやすい発達障害の人ですから、とっさにうまい言葉を考えつくのは難しいでしょう。

そんなあなたに、**オールマイティな「お助けフレーズ」を日頃から考えておく**ことをオススメします。日頃から準備しておけば、いざというときに焦らずに対応できます。

私がよく使うのは、

「……とか、一瞬思っちゃいましたけど、それってよくあることですよね～ははは～」

「……って言いたいですけど、大丈夫ですよ～」

「……って、思わず拒否しちゃいましたね。ははは～いや、なんとかなりますよ～」

使うタイミングは、「キツーイ」ひと言（ネガティブフレーズ）を言ってしまって、相手や周囲が凍りついた瞬間です。

例えば、

上司「あのさー、これやってほしいんだけどー」

私「無理ですっ！（きっー！）」←ネガティブフレーズ

上司「……（ムッ）」

私（しまった！）「…って言いたいですけど、大丈夫ですよ～」←お助けフレーズ

上司「……じゃ、頼むよ」

コツは、「最初に言った言葉は、反射的に出ちゃったけど、よく考えるとそうじゃないですよね」というニュアンスをにじみ出させることです。

できれば、表情も少し工夫して〝いたずらっぽい表情〟などしてみましょう（笑）。何だか、〔冗談っぽい感じになればＯＫ！　少なくとも、〝ネガティブフレーズの言いっぱなし〟よりは場が和みます。

変にあせって言い訳をすると、さらに失言を重ねる恐れがあります。まずは、お助けフレーズでとりあえず避難しましょう。タイミングをつかむために、身近な人との普段の会話で練習をしてみてください。

友だち「A君が、○○して怒られてたよ」

自分「ただのバカだな」（ネガティブフレーズに気づいたら）

「……って一瞬思ったけど、よくある話だよね」

これで、普段とは少し違った話の展開になって、マンネリを打破できるかもしれませんよ。試しながら、自分のキャラクターに合った「お助けフレーズ」を見つけていってくださいね。

失言は「いつでも挽回できる」と考えて「あきらめないこと」が大切です！

梅永雄二のちょっとひと言

「パニックと他人との対立」

自閉症スペクトラムの人の感情が急に爆発することを赤ちゃんの紙おむつに例えてみましょう。最初のおもらしくらいでは、紙おむつはあまり濡れていません。2回目のおもらしでも、紙おむつを触るとそれほど濡れていると感じないかもしれません。

しかし、3回目、4回目とおもらしを重ねると、ある瞬間にドバッと水分がこぼれ、紙おむつがベチョベチョになってしまうことがあります。

このように自閉症の人がパニックを起こすのは、一つのことだけではなく、いくつかの積み重ねがあり、それが耐えきれなくなって生じる場合があるのです。

しーたさんの場合は、頼まれると断れないという特徴から、仕事をたくさん任され、それが耐えきれなくなったときに決壊した堤防からあふれてくる洪水のように、精神的な疲労が限界を超えてしまうことになったのだと考えられます。

また、自閉症スペクトラムの人は急な変化が苦手です。しーたさんが仕事をしている最中に他の人たちから急に仕事を頼まれる、いわゆる割り込まれることは、見通しがもてないので大変混乱されたものと思われます。

うつになる人は生まじめな人に多いといわれています。発達障害の人の中には、曖昧さが理解できずにがんばりすぎてオーバーワークになりがちです。

そのまじめさは決して悪いことではないのですが、しーたさんのように子どものときからの生育過程でがんばらなければならないと思い込み過ぎると、やはり紙おむつ状態になる可能性が出てくるのです。

自閉症スペクトラムの人たちの中には、自分と他人という違いが明確にはわからないという人もいます。しーたさんも自分の延長上に他人が存在すると考えてしまうため、人と対立してしまうことが多かったようです。

しかしながら、そのような対人関係をうまく処置できるような対策を、しーたさんは自ら編み出しました。

「言ってしまった言葉」のあとに違う文章を付け加えるという「お助けフレーズ」と名づけられた会話です。「ムリですっ!(きっ!)」と言ったあとに「……って言いたいですけど、大丈夫ですよ〜」と補う表現。それも「いたずらっぽい表情で」となると、かなり高度のテクニックだと考えます。

このような対人対応はさまざまな経験から培われたものと思われますが、他の自閉症スペクトラムの人たちにもぜひ応用してもらいたいものです。

4章

自己肯定感を土台にする

発達障害は支援が必要ですが、受ける側の心得も大事です

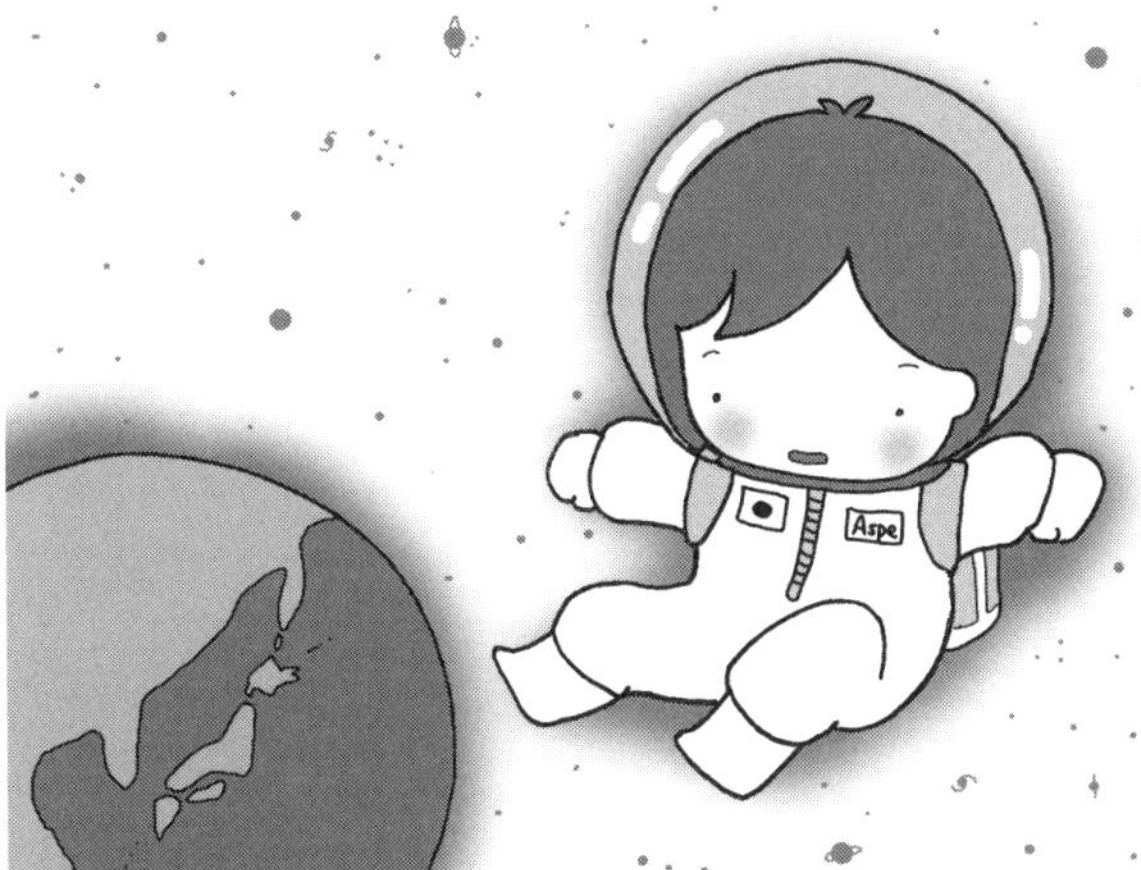

障害と環境

「普通」でいられる世界を探す

「変」は居心地いい

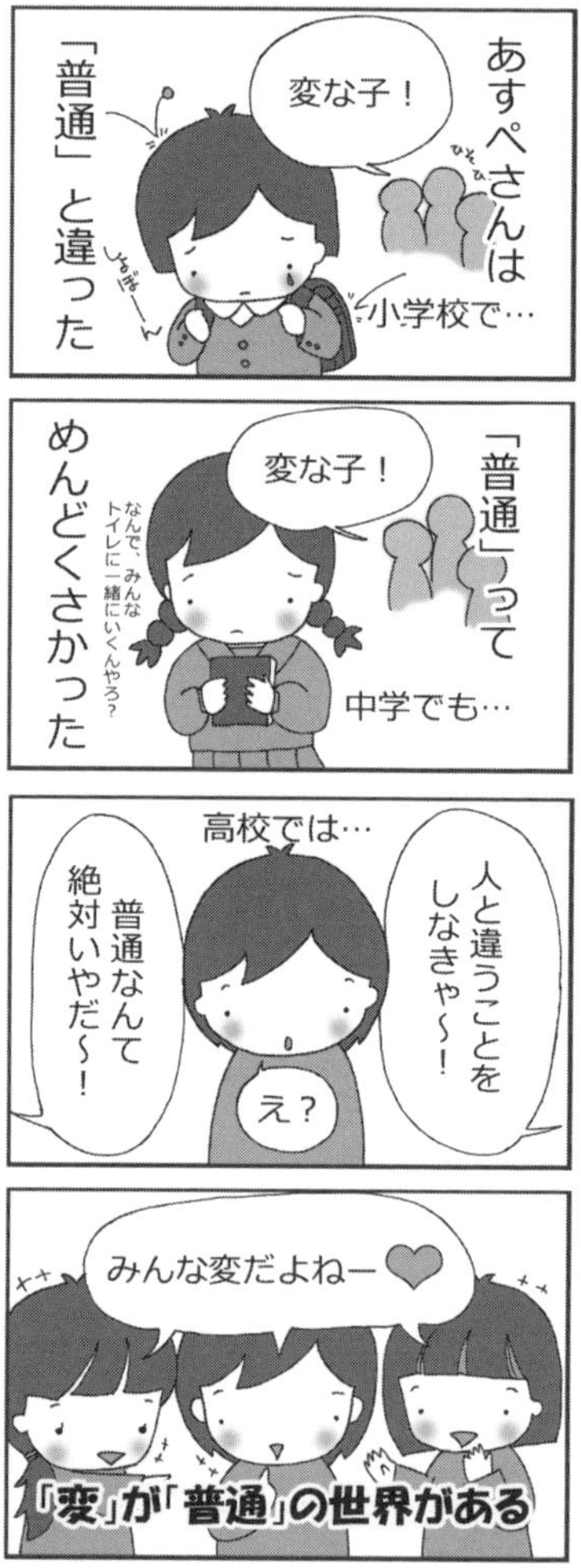
あすぺさんは
小学校で…
「普通」と違った
変な子！
中学でも…
「普通」って
めんどくさかった
変な子！
なんで、みんなトイレに一緒にいくんやろ？
高校では…
人と違うことをしなきゃ～！
普通なんて絶対いやだ～！
え？
みんな変だよねー
「変」が「普通」の世界がある

私の人生を振り返ると「普通」とは違うカテゴリーに属していることがほとんどでした。もちろん、今もですが（笑）。

小学校では、普通以下の「できない子」。中学校では、一気に普通よりもできる「優等生」。大学では女子がほとんどいない工学部へ入学しました。

いつも「普通」ってなんだろう……。そう意識せざるを得ない環境にいました。

そんな中で唯一、高校時代だけが「普通」に生きることができました。

それは、私の進学した高校が地元では有名な「変な高校」だったからです。地元の進学校でありながら、当時には珍しく完全私服で制服は無く、桁外れに自由な校風でした。

自由気ままで個性的な生徒がいっぱい。遅刻してもほとんど叱られることもなし。けれど、怒られないからといって勉強せず赤点を取ると……「自分の行動の責任は自分で取ること」という鉄則のもとに、救済や補習はありませんでした。これは別の見方をすると「最終目標を達成するなら、途中経過を問わない」ということでもあり、私はここでそれを学んだのです。

そして、この高校は一般社会の「普通」が普通ではなく、一般社会の「変」が普通だったのです。

何よりも個性を尊重する校風で、「他人と同じことをするなんてかっこ悪い！」「とにかく人と違うことをするべし！」が当たり前となっていました。教師も、常識では考えられないようなユニーク（むちゃくちゃ）な人がそろっていました。友だちとの会話では「あんた変やわ」はほめ言葉。誰かの「変」が話題になると、私も、私も！　と自分の「変エピソード」の自慢大会になるんです。

そんな校風は、私のような天然の「変」には、まさにパラダイスでした。自分としては気張ることもなくそのままの自分の「普通」でいれば、みんなから「すごい変！」という〝最高の賞賛〟をもらえるのですから（笑）。

この高校時代は、ほんとうに自分らしく生きることができました。それまで、ダメのレッテル貼られていじめられる劣等生か、先生の期待でプレッシャーだらけの優等生か、という両極端の「普通」ではない人生を送ってきたのが、高校では「そのままの自分」でも全く問題なく生きることができたのです。「ああ、〝普通〟の子でいるって、すごくラクやなー！」と心底思いました。

ですから、高校では仲よしの友だちもできました。卒業して20年以上経つ今でも連絡を取り合っている数人の友だちは、この高校の同級生です。


それまで、「普通になりたいけどなれない劣等生」だったり、「普通に染まってはいけない優等生」として、仕方なく「普通」ではない人生を歩んできていたのですが、この自由な校風のおかげで、「普通でない」ことに大きな価値を感じることができるようになりました。

むしろ、「普通なんかじゃダメなんだ！　みんなと同じなんてダメなんだ！」と積極的に「脱・普通」を目指すようになりました。

理系を目指したのも、「女子＝文系」に反して理系を選択することが「かっこいー」と思ったことがベースにありました。とにかく、人がしないことをするのが「かっこいー」のです。


その精神は今ももち続けています。今の私が自由な発想ができるのも、この常識はずれな自由な校風の高校で培われた精神のおかげなのです。

もしも私が、一般的な「普通」への憧れから逃れられずにいたとしたら、「普通」のことができない自分を否定して生きるしかなかったと思います。どんなに逆境になっても、「普通」

を強いられても、**「普通がなんだ！　人と同じことをしてたら進歩しない！」という強じんな精神でがんばってこれたことが、私の考える力を発達させ、さまざまな能力を成長させることになったのだと思います。**

私を含め、多くの発達障害の人が「普通」を強いられて苦しんでいます。

けれど、その「普通」って何なのでしょうか。

たいていは、その人が置かれている環境での「普通」を意味しているように思います。

例えば、一般的なサラリーマン家庭の「普通」、親が育ってきた環境の中で教えられた「普通」が基準になっています。特殊な環境の家に育てば、一般常識とはかけ離れたことが「普通」となります。例えば、歌舞伎の家元、大学教授の両親の家庭、音楽家の家庭、芸術家の家庭、政治家の家庭、国際結婚の家庭……それぞれの家庭の「普通」は一般家庭の「普通」とは異なるでしょう。そして、私のように常識はずれな自由な高校での「普通」もしかり。

つまり、私たちが特に考えも無く「普通」と呼んでいるものは、実は、親や教師など子どもの成長に関わる大人が「普通」だと感じ、自分自身が気張らずに過ごせるものを「普通」として、子どもに強制しているだけのことなのです。

世界が変われば、その「普通」は普通ではなくなるのです。そして、親が一番ラクで「普通」に過ごせると感じる世界が、必ずしも発達障害の人にとっての楽に過ごせる「普通」の世界ではないのです。

大切なのは、私が変な高校で「普通」でいられたように、発達障害の人がムリに気張ることなく過ごせる……**そのままでいても「普通」に過ごせる世界を見つけること**なのです。

親や教師・支援者がすべきことは、自分たちが居心地のよい世界の「普通」に適合させることを考えるのではなく、発達障害の人がそのままの自分でいても「普通」でいられる「世界」を当事者と共に探すことなのだと思います。

今いる世界の「普通」に合わせるのではなく、**自分が「普通」でいられる世界を探してください。**

二次障害

不安定な自己肯定感

土台が肝心

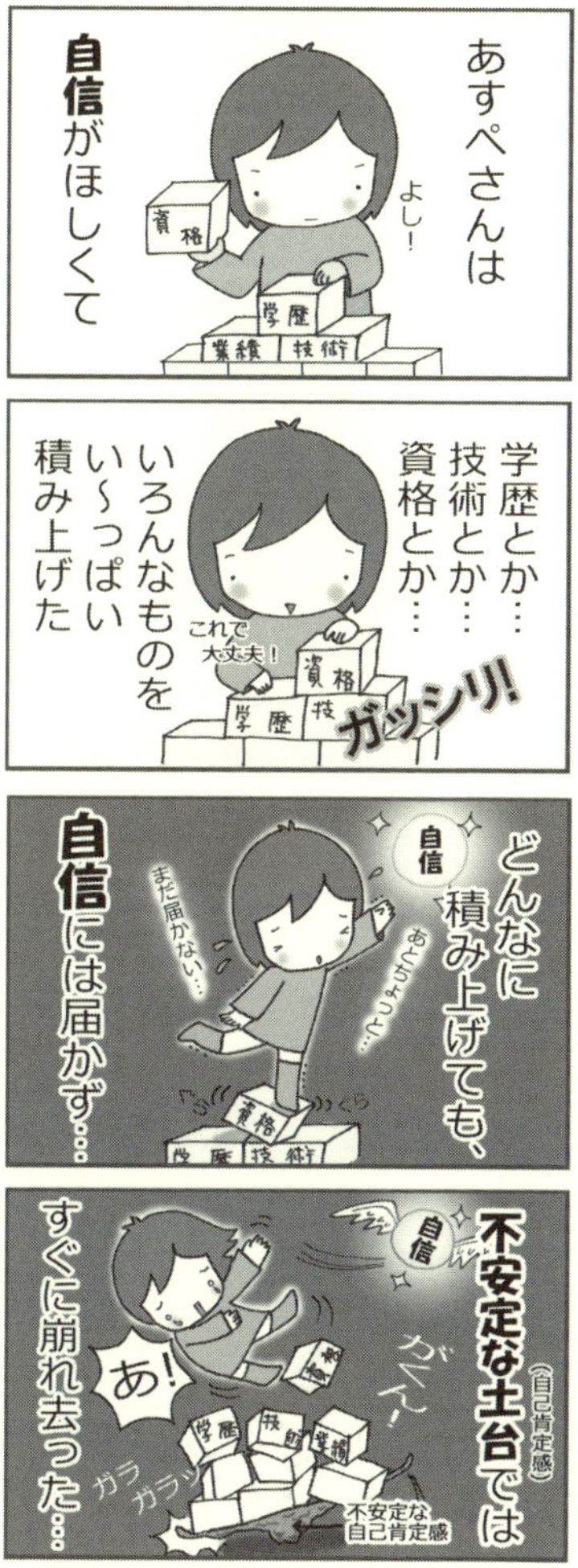

あすぺさんは
自信がほしくて
よし!
資格
学歴
業績
技術
学歴とか…
技術とか…
資格とか…
いろんなものを
い〜っぱい
積み上げた
これで大丈夫!
ガッシリ!
どんなに積み上げても、
自信には届かず…
自信
あとちょっと…
まだ届かない…
不安定な土台（自己肯定感）では
すぐに崩れ去った…
自信
あ!
がくん!
ガラ
ガラッ
不安定な自己肯定感

私は、13年間うつ病でした。〝でした〟と過去形なのは、発達障害の診断のあとから、少しずつ状態がよくなり、現在は薬なしで安定して生活ができているからです。

私のうつ病経験を振り返って、発達障害に特有の精神障害系二次障害について、私自身が感じたことを書きます。二次障害を抱える発達障害の人の参考にしていただければと思います。

もちろん、すべての発達障害の人に同じことが当てはまるわけではないことをご了承ください。

私は、大学院時代にうつ病になり、研究を続けられなくなったために中退することになりました。それから、13年間、抗うつ剤と精神安定剤、入眠剤が欠かせない生活を送ってきました。

調子のよいときには、数か月、抗うつ剤をやめてみたりしましたが、すぐに薬が必要な状態に戻ってしまいました。薬をやめている間もそうでないときも、常にうつとの戦いでした。すこし油断すると、うつ状態になって、何もする気力がなくて寝ているだけしかできない。すべての判断力が鈍って動けなくなり、悩むばかりで時間を浪費してしまう……。何ごとにも自信がなくて、自分の生きる価値が感じられない……。いつも、周囲の人の顔色をうかがいながら、びくびくして生活をしていました。

そんななか、ヘルニアによる体の激痛と職場での過度のストレスもあって、大学院に続いて2度目のドロップアウトをしてしまいました。それが、休職の始まりです。

その約10か月後、アスペルガー症候群の診断を受け、さらに5か月後には、会社の理解もあり復職することができました。

私は、大学院博士課程の中退で、すべての自信を失っていました。その自信を取り戻すために、必死で技術を学んだり、資格を取ったり、常に何かを勉強してきました。そうするうちに、いつでも「向上している自分」を感じなければ安心できない状態になりました。

けれど、どんなに勉強して、仕事で評価をされても、資格をとっても、いつまでたっても「自信」をつかむことができませんでした。むしろ、知識や技術を学んで、評価されればされるほど、「次は同じではいけない。もっと上へ！」という焦りばかりが生じ、求められていること以上の成果をあげようと、鬼のようにがんばりました。

なのに、どんなにほめられても、米粒ほどの「自信」すら手に入らなかったのです。それどころか、「あと少しで大きな自信が得られる!」と思えるところまで来ると、必ず、それまで地道に積み上げてきたものが一瞬にして崩れ落ち、すべてを失ってしまう……そしてまたイチから積み上げ直す……そんなことの繰り返しでした。

でも、今、振り返れば、当たり前のことだったのです。不安定でグラグラでボロボロの「自己肯定感」、つまり、自分に対する信頼感もない状態で、その上にいくら積み上げたって、ちょっとしたことで心のバランスを崩して、簡単に崩れてしまいます。

けれど、それに気づかず、何度も何度も、不安定な土台の上に、一生懸命にバランスを保ちながら積み上げては、すべてが崩れ去るということを繰り返していたのです。

このような経験を繰り返したことによって、「私は、何ごとも最後までやり遂げられない、いい加減なやつだ」という、自己イメージを強く焼きつけてしまいました。その結果、他の誰よりも、私自身が自分を全く信用できなくなっていました。

休職からアスペルガー症候群の診断まで、当時の心療内科の医師も、友人も、すべての人が信じられなくなり、毎日、人を呪って生きる……そんな廃人のような状態が続きました。薬の量はどんどん増え、複数の抗うつ剤を併用し、その抗うつ剤の副作用を抑えるために、さらに精神安定剤も増量しました。もう、正常な精神状態に戻ることなんて永遠にない……そう思えるほど、この頃の私は、まさに狂気の世界で生きていました。

そんな中で、紆余曲折ありながらも、「アスペルガー症候群」の診断を受けました。

診断を受けた瞬間に全身の力がすとーんと抜け、「ああ、やっぱり……」と肩の荷が下りた気がしました。これは、診断を受けた多くの人が感じることのようです。

けれど、一時的に気持ちは軽くなりますが、それだけでは自己肯定感を再構築できなかったでしょう。そして、そのままでは、診断を受けた人の多くがはまり込む、長く暗くてつらいトンネルから出られなくなっていたと思うのです。

診断を受けてから、アスペルガー症候群の本を調べたり、今までの自分の行動やできごとを振り返ったり、普段から「自分はアスペルガー症候群である」ことを、強く意識するようになりました。意識しすぎたために、「なんで、アスペルガー症候群なんかに生まれたんだろう……。もう何もかもがイヤだ！」という気持ちになり、暗いトンネルに入り込んでしまいました。

実は、診断を受けたあと、これが一番つらかったことです。

無防備にこの状態へ突入してしまうと、さらに自己肯定感がボロボロになってしまいます。そして、このトンネルから抜け出せずに、周囲への不信感を募らせたり、自暴自棄になってしまう。「診断なんか受けるんじゃなかった！　診断を受けたって、誰も理解なんかしてくれないじゃないか！」と嘆いて過ごすことになってしまうのです。

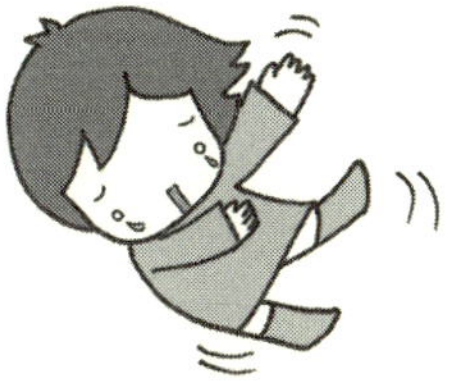

私が、なんとかこの状態から脱出することができたのは、やはり、今の主治医にかけてもらった言葉と、それによって得られた「ゆるぎない安心感」があったからだと思うのです。

成人知能検査であるＷＡＩＳ－Ⅲの結果について話をしたときに、主治医に言われました。

「今までずーっと、できへんことをできる能力でなんとかカバーしてやってきたんやな」

私の過去をふっと想像しながら、私の長い人生の苦労をねぎらう……そんな感じでした。この言葉が、私にとっては何よりもうれしく感じました。

実は、私は、ずっと「このこと」に不満を感じて生きていたのです。何かをやって、できなければ「努力が足りない」「やる気がない」となじられる。それでも、必死で努力して、工夫して、人並み以上になれば、「あなたは才能があるから」「できる人はいいよね」と、やはり「努力や苦労をしてなかった」ことにされてしまう。

できても、できなくても、「あなたは努力していない」と決めつけられてしまう。そのことが、私は悔しくて、はらわたが煮えくり返るような気持ちで、ずっとやってきたのでした。

これこそが、私が認めてほしくて悶え苦しんだことであり、人生40年も経過して、自分自身でも気づかなかった最も「根っこ」の深い問題だったのです。

医師の言葉を聞いた瞬間に、「あぁ、ずっと私は、この言葉を待っていたんだ！」と思うと同時に、「こんなことが、（問題の）根っこになっていたなんて……」と自分でも驚きました。

安心感の要因となったもう一つは、主治医の言葉が「形だけ」のものでないことが感じられたことでした。それまでにも、何度かカウンセリングを受けたことがあって、「まぁ、よくがんばってきたのね」「よく努力してきたね」という言葉は何度も聞きました。けれど、「形だけ」のそらぞらしい響きでしかありませんでした。それゆえに、さらにへこんでしまいました。

「こちらから訴えなくても、ちゃんと理解してくれている人がいる」という、そのゆるぎない安心感が、その後の私の支えとなったのです。

さて、ここで、「発達障害の人には、努力していることを認めてあげれば、理解されたと思ってもらえる」と、考えてしまう方もいるかもしれませんが、それは大きな誤解です。

目の前にいる発達障害当事者が、何を一番つらい、苦しいと感じていて、何を認めてもらいたいと感じているか……。それは、その当事者がもつ特性や、それよって人生で受けてきた扱い、そのことを当事者がどのように感じてきたかということが複雑に絡んで形成されるものです。

しかも、長い年月をかけて複雑に覆い被さったたくさんの感情によって、当事者自身も何を求めているのかを自覚しにくくなっています。

それが、私の場合は「努力してきたことを認める」ということだっただけです。100人の当事者には、それぞれ100個の「根っこ」の問題があるのです。

それを知るために何よりも大切なのは、「一般的な当てはめによる対応」や「形だけの肯定や共感」ではなく、できるだけ常識という先入観や偏見を取り除いて、一人の人間としてきちんと向き合って話をすること。そして、「世間一般の考え」ではなく、「自分自身の意見」として感じたことを伝えることだと思います。

「きちんと向き合う姿勢」こそが、発達障害の人が求めているものなのだと思います。

私の場合は、それが診断していただいた主治医でした。

しかし、発達障害の人が「ゆるぎない安心感」を得られる相手は、医師である必要はありません。大人の発達障害の人の中には、家族からの理解を得られず苦しんでいる例をよく聞きますが、一番の理解者が家族である必要もありません。親戚でも、友だちでも、近所の人でも、恋人でも、学校や習いごとの先生でも、心理カウンセラーでも、どんな立場の人でもいいのです。とにかく、ただ一人でも「自分にはそういう人がいる」。そう思えるだけでいいのです。

発達障害にかかわらず、何ごとも「理解して！」と鬼のように訴えたり騒いだりすれば、誰だって逃げてしまいます。無理強いしても、その人の根本的な考えは簡単には変わりません。本当に理解してくれる人は、そんなことをしなくても、一番大事なところを見抜いてくれます。

何よりも、焦って本当に理解してくれている大切な人を見誤ってしまうことだけは避けてはなりません。そのためには、**他人の評価に惑わされず、焦らず、自分のできることをきちんとする**ことに集中して、あとは心静かに、「ゆるぎない安心感」を得られる「その人」が現れるのを待つこと。それが理解者に出会うための一番の近道だと思います。

二次障害

自己肯定感は ゆるぎない安心感から

「ゆるぎない安心感」によって、私にどんな変化があったのでしょうか。それは、ほんとに小さな小さな変化でした。けれど、確実に安定感が増していくのを感じました。

実は、私が診断された当時は、ネット上でも、書籍でも、当事者が読むとへこむような内容の記述が圧倒的に多くて落ち込み、診断後の「長くて、暗くて、つらいトンネル」に入り込んでしまいました。けれど主治医にはほとんどそのことは話しませんでした。それは「自分という人間を、偏見や先入観なしにきちんと見てくれる人が存在する」という「ゆるぎない安心感」だけで十分だったからです。

たったそれだけで、大きく落ち込んでも、つらいと感じてへこんでしまっても、なぜか「大丈夫」と思えるのです。そして「こんなもんでへこんでどーする！」という力がわいてきたの

何かが芽を出した

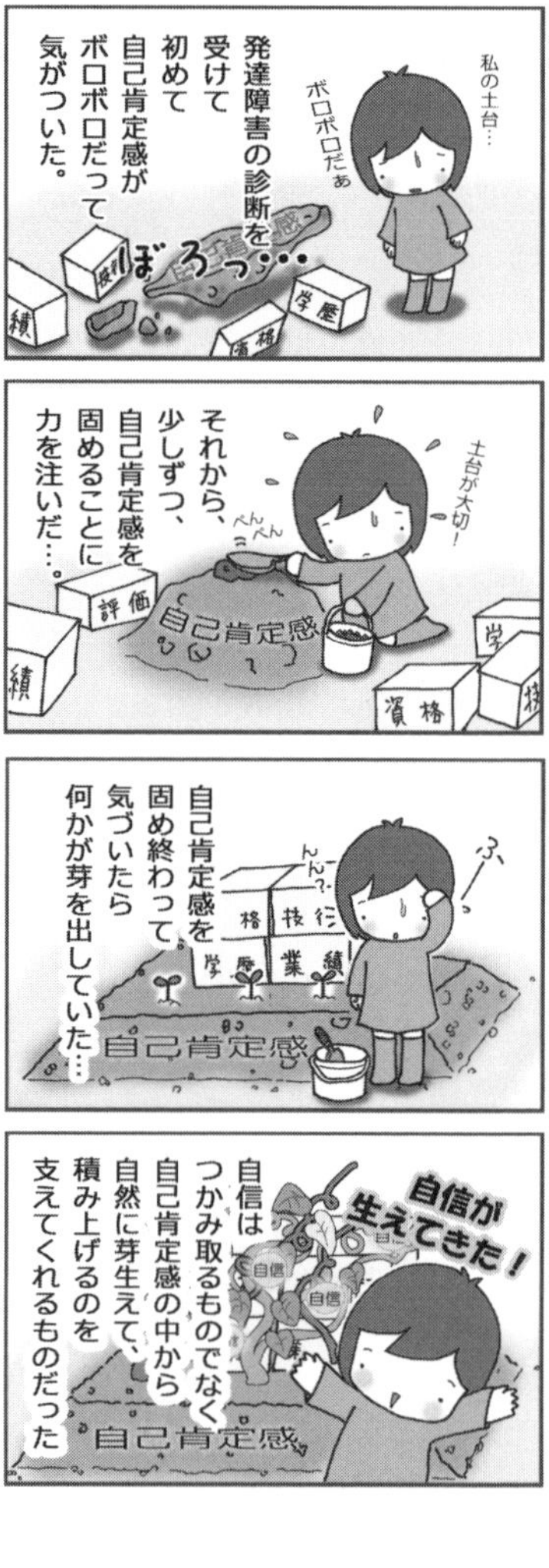

私の土台…
ボロボロだぁ
発達障害の診断を受けて初めて自己肯定感がボロボロだって気がついた。
ぼろっ…
学歴
資格
積
自己肯定感
土台が大切！
ぺんぺん
それから、少しずつ、自己肯定感を固めることに力を注いだ…。
評価
自己肯定感
資格
積
学
ふ
んん？
自己肯定感を固め終わって気づいたら何かが芽を出していた…
格
技
学歴
業
績
自己肯定感
自信が生えてきた！
自信
自信
自信はつかみ取るものでなく自己肯定感の中から自然に芽生えて、積み上げるのを支えてくれるものだった
自己肯定感

です。もし、安心感がない状態だったら、診断によってさらに傷つき、自己肯定感はボロボロになり、立ち上がる気力もなくなっていたかもしれません。

そうやって必死で苦しんでもがき続けても、力尽きることなく「気力」がわいてきたのです。そうしているうちに、テンプル・グランディンさんの『自閉症の才能開発』（学研）という本に出会い、長いトンネルから抜け出す灯りを見つけました。

偶然にも灯りを見つけ「出口」があることを知った私は、同じ思いで路頭に迷っている他の当事者にも「この長くて暗くてつらいトンネルには〝出口〟があるよ！　あきらめないで！」と伝えたくて、ブログを始めました。

その後、吉田友子先生の著書『あなたがあなたであるために』（中央法規出版）に出会って、「自分は間違っているんじゃない。違うだけなんだ」と心が軽くなり希望が見えてきました。

その後も、ネット上のコミュニティやブログ、その他にもいろいろあって、「やっぱり、私はダメなのか」と感じたり、へこんだりしたことは数しれずありました。あまり、そういうことはブログには書かないようにしていますが、実際には今でもたくさんあります。

どうしても自己を否定する考え方が染みついているために、何かちょっとしたミスをして「やっぱり、私ってダメなやつだ。どうして、こんなに……」と考えそうになっても「はっ！自動的に〝私はダメ〟って方向へ考えが向かってる！」と気づいて、意識的に「本当に〝私がダメ〟だからそうなったのか?」と検証することができるようになりました。

これができるようになったのも、「こちらからうったえなくても、理解してくれている人がいる」という「ゆるぎない安心感」があるからこそだと感じるのです。いやな気分になっても、うつ特有の真っ黒な底なし沼のような自己嫌悪感に発展する前に、ストップをかけて検証をできるようになったことで、不要な自己否定感を減らして、自己肯定感を増やせるようになりました。

本来は、「こちらからうったえなくても、理解してくれている人がいる」という類の「ゆるぎない安心感」は、子どもの頃に親や祖父母など比較的身近な人から獲得するものなのかもしれません。けれど、私は、なぜかわからないけれど「自分は信用してもらえていない」「自分は疑われている」と感じていました。そのなぜかわからない「不信感」を晴らすために一生懸命でした。常に**「理由のわからない周囲からの不信感」**との戦いだったように思います。

こうして、「ゆるぎない安心感」によって、必要以上に自分を責めたり、自分をダメだとなじり倒す必要がないと思えるようになってきたのです。

そして、特に何か新しいことをしたわけでもないのに、なんだかわからないけれど「私は、これでいい」と思える「自信」が芽生えてきました。ものすごく不思議な感覚でした。

「あ、もしかして、これが本来の自己肯定感ってやつ？」

そう気づいたのは、診断から1年が経った頃だったと思います。

「自信」は、何かを積み上げて手に入れるものではなく、「自己肯定感」という土台があれば、勝手に芽が出て育ってくるものなんだ！

しかも、芽生えた「自信」は、自己肯定感という土台の上に、いろいろなものを積み上げるときの支えになり、ちょっとしたことでは積み上げたものは崩れない！　やっと、そんなことに気がついたのです。

こうして、「ゆるぎない安心感」によって、「自己肯定感」が少しずつ固まり、「自信」が芽生え、うつ状態から脱することができたのだと思います。

発達障害の自己否定感が土台にある、二次障害としてのうつ病が通常のものと異なるのは、発病前から「自己肯定感がなかった」ということです。つまり、継続して健康的に生活できる状態へと治療するためには、「発達障害特有の自己否定感」を取り除き自己肯定感を固めることが重要になります。

それは、もともと自己肯定感があったうつ病患者が、「自信を取り戻す」のとはまったく次元の異なる難しい作業になります。私自身の経験から、**発達障害が基礎にあるうつ病については、「発達障害特有の自己否定感」に重点を置いた治療が必要**ではないかと感じています。

先生のひと言の大きさ

得意の発見

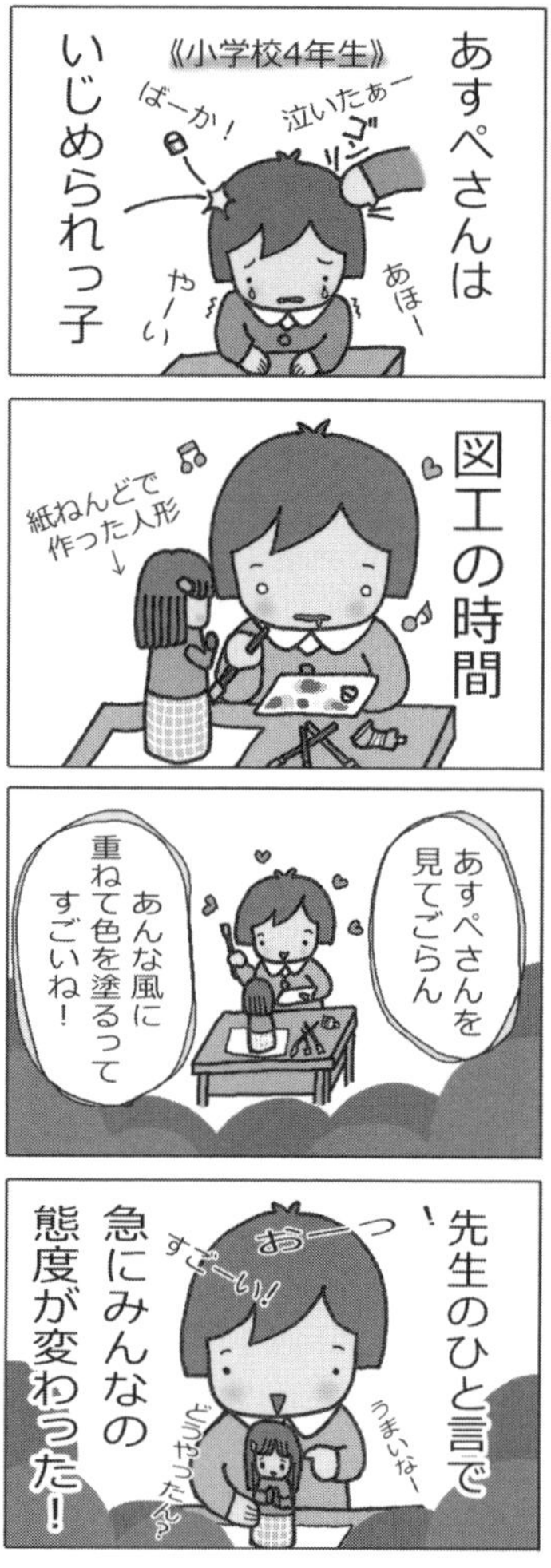
あすぺさんは
いじめられっ子
《小学校4年生》
泣いたあー
ゴツ
ばーか!
あほー
やーい
図工の時間
紙ねんどで作った人形
あすぺさんを見てごらん
あんな風に重ねて色を塗るってすごいね!
先生のひと言で急にみんなの態度が変わった!
おーーっ!
すごーい!
うまいなー
どうやったん?

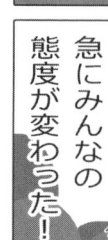

私は、子どもの頃からとても強い自己否定感がありました。それもそのはず、小学校へ入学してから、ずーっと劣等生だったからです。特に低学年の頃は、勉強も運動も音楽もだめで、唯一の特技であるはずの絵まで描けなくなるほど自信を失くし萎縮しきっていました。

その頃の私は、「私は嫌われ者」「私はみんなの邪魔」「何をやってもできない」「私はアホや」自己否定感の塊でした。どんなに考えても自分を好きになれる理由なんて一つもなかったのですから……。

ところが、そんな私に転機が訪れました。小学校4年生のときでした。

3年生から上がったときに、クラスはそのままで、担任の先生だけが変わりました。気の弱い女の先生が担任になり、男子児童は荒れ放題で授業がほとんどできない……完全に学級崩壊の状態になっていました。

そんな中で、当時の小学校ではめずらしいことなのですが、図画工作の時間だけ年配の男の先生が受けもつことになりました（学級崩壊で疲弊している担任への学校側の配慮だったのかもしれません）。その年配の先生のときは、クラスも静かで落ち着いて授業が受けられました。それが図画工作の時間だったのは、私にとってほんとうにラッキーでした。


紙粘土で人形を作る課題のときでした。

楽しくて楽しくて夢中で作りました。髪の毛も、他の子は、べたっと平たいものを貼り付けているのに対して、私は、細くした粘土を何本も並べて貼り付けて、髪の毛の流れが出るように作りました。

粘土で形を作ったあとは、それを乾かして、絵の具で色を塗ることになりました。

ちょうどパステルカラーに目覚めた頃で、薄い水色や藤色、薄いピンクなどを使って、きれいにきれいに色を塗っていきました。スカートが、水色一色では寂しかったので、乾いたあとで、白でチェックの線を重ねて描きました。

そのとき突然、教壇にいた先生が、みんなにむかってこう言いました。

「みんな、しーたさんを見てごらん！　一つの色を塗って乾いたあとで、別の色を重ねて模様を描いているね。すごいねー。ああいう風に、色を重ねて描くということもできるのだよ。教えられる前に、自分で考えてできるしーたさんはすごいね」

こう言われて、びっくり。私としては、特に難しいことをしたつもりもなかったので、なぜほめられたのかよくわからなかったのです。

クラス全員が私のほうを注目しています。あまりに突然で、どう反応していいのかわからなかったので、顔を引きつらせながら塗り続けたのを覚えています。

その後の休憩時間に、驚くような変化がありました。

たくさんの子が、私の作品を見に来て、「それ、どうやったん?」「すごくかわいくできてるー」と、わいわいと話しかけてくれたのです。クラスでいじめられて、泣かされてばかりだった私。勉強も運動も音楽もダメダメでウジウジしたくら～いうっとぉしい子。

それが、先生のたったひと言で、みんなの先入観を吹き飛ばし、私の得意なものに目を向けてくれたのです。みんなが、私の得意なことに目を向けてくれ、先生が言ったこと以外にもいいところを発見して、口々にほめてくれたり、教えてほしいと言われたりしました。

学校の授業で、みんなの前でほめられたのは、たぶん、これが初めてだったと思います。

とにかく、**私という人間の存在をみんなが認めてくれたことが、何よりうれしかった**です。

その後も、その先生は、ことあるごとに私の絵や作品をほめてくれました。

そうするうちに、「図画工作なら、しーたさんや!」という認識が浸透し、図画工作の時間だけは、ヒロインになることができました。とはいえ、それまでの人生、あまりにもできなさ過ぎて、自慢の仕方すらも知らなかったので、「えへへ」と笑うしかできなかったのですが。

だからといって、いじめがなくなったわけではありません。けれど、いじめが少し減ったり軽くなったりしたように思います。それまでは「何もできないカス」的な扱いで、誰からも相手にしてもらえなかったのが、「あの子は特技を一つもっている」ということを知ったことで、いじめにくくなった感じだったように思います。

とはいっても、すべての場合にこれが当てはまるかというとそうではありません。先生がほめると、逆に妬みによるいじめを誘発してしまう場合もあります。

では、何がよかったのか。理由はいろいろとありますが、そのうちの一つとして、この先生が**〝理由を挙げて〟ほめた**ことが、一番よかったのだと思います。

単に「絵が上手だね」と言うだけでは、それを聞いた他の子どもたちは、自分との明らかな違いがわからないので、「えこひいき」と感じてしまう場合があります。

しかし、「●●の部分の××の表現がすごい」とか具体的に言うことで、自分自身がそれをできているか否かを比較、確認できるので、「自分と違うことができるって、すごいんだな」と納得できるわけです。

最近、「ほめて育てる」ことが奨励されています。確かに、「ほめて育てる」ことは大切だと思います。けれど、ただ単純にうまくできた子をほめればよいか……というと、そうではないんですね。**ほめた子の自信となるだけでなく、それを聞いた他の子どもたちが納得できる。**そういう「ほめ方」でなければ、最終的にはほめられた子が、周囲から妬まれたり、いじめられるという、最悪の結果を招いてしまうのです。

これは、学校のクラス、家庭でのきょうだいなど、複数の子どもがいるところでは同じ注意が必要です。こうしたことにも配慮して、「ほめて育てる」をどんどん進めてほしいなぁと思います。

さて、このクラスで私についた「絵がうまい」という評価。これは、学年が変わっても、同じクラスだった子が広めてくれました。そして、その後も先生が、みんなの前でほめてくれることがありました。このことがきっかけとなって、私の人生はよくなっていったような気がします。

先生のたったひと言が、どれだけの大きな影響を与えるものか……ときに、その子のその後の人生すら変えてしまうことがあるのです。**学校の先生は、自分のひと言がどれだけ大きな影響を与えるのかを自覚して、日々の発言をしてほしいと思います。**

障害の理解

小さな才能も組み合わせしだい

才能はワンピース

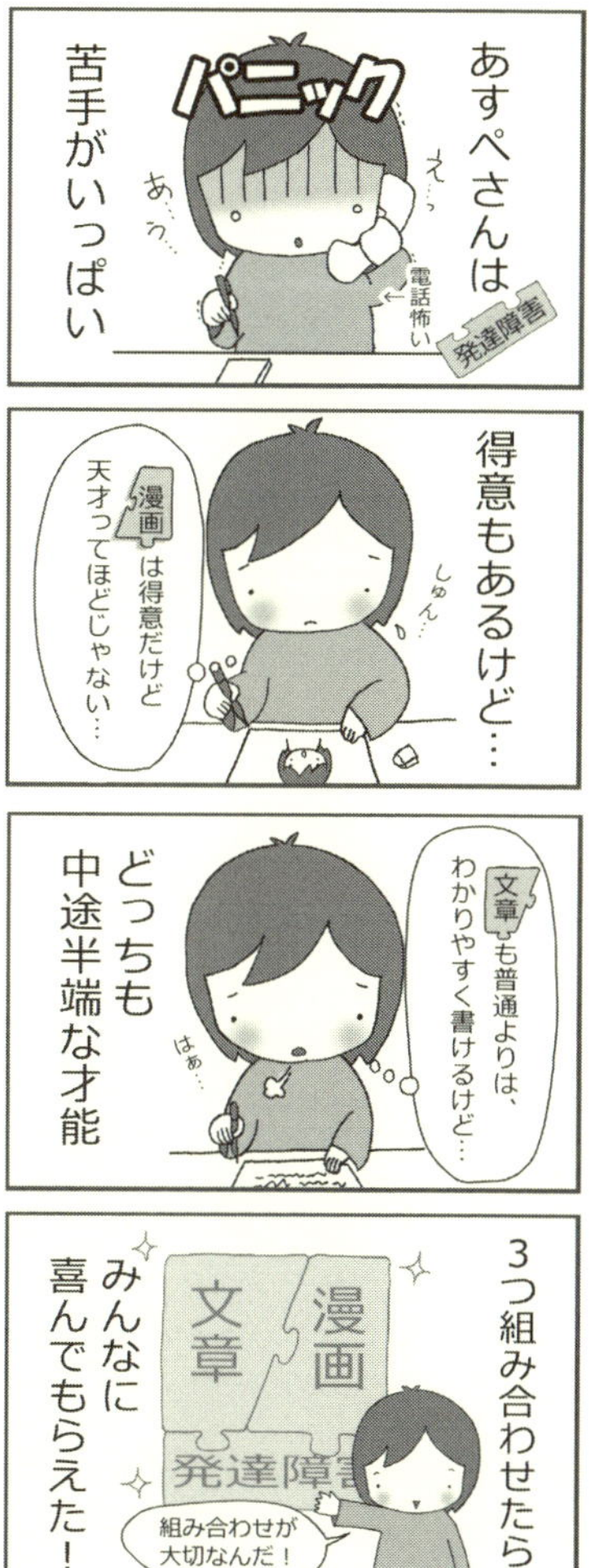
あすぺさんは
苦手がいっぱい
パニック
え…
あ、ア…
電話怖い
発達障害
得意もあるけど…
漫画は得意だけど
天才ってほどじゃない…
しゅん…
どっちも
中途半端な才能
文章も普通よりは、
わかりやすく書けるけど…
はぁ…
3つ組み合わせたら
みんなに
喜んでもらえた！
漫画
文章
発達障害
組み合わせが
大切なんだ！

ネット上や実際にお会いする発達障害の当事者や家族、支援者からよく聞く言葉があります。

「こんなことが得意でも（生きていくのに）役にたたない」

「得意っていっても、飛び抜けた才能ってわけじゃないし……」

どうも「才能」という言葉から、天才的な有名人などを想像するのか、それとも、完璧を求める特性なのか、才能は「突出していない」と「役にたたない」とあきらめているようです。

うーん。なんで、「役にたたない」と言い切れるんでしょうか？　才能は突出してなきゃ意味がないのでしょうか。

私自身はというと、漫画ではあすぺさんしか描けないですし、ポーズも決まったものしか描けない程度の画力です。文章も多少わかりやすい程度で、美しい文章の小説や、うならせるような推理小説を書けるわけでもありません。

いずれの「得意なこと」も、「単体」ではこうして本になるなど、とてもありえないレベルです（今の絵は上達しましたが、1冊目の企画当初は、こんな感じでひどい描きなぐりでした↓）。

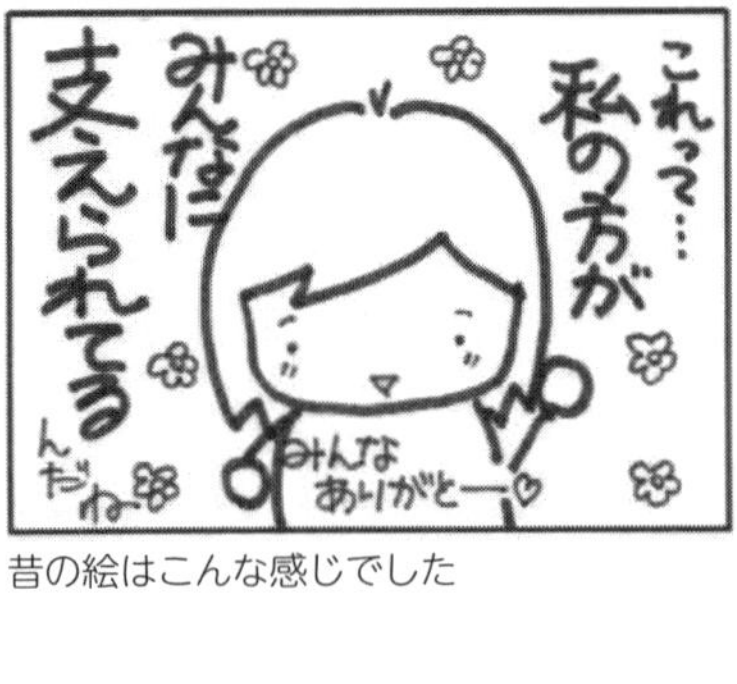
これって…
私の方が
みんなに
支えられてる
んだね
みんな
ありがとー
昔の絵はこんな感じでした

けれど、「発達障害当事者の感覚を知りたい」という社会的要求に、発達障害（当事者）＋漫画＋文章を組み合わせて応えたことで、多くの方に読んでいだき、応援していただきました。

つまり、「突出した」才能がなくても、自分のもつ能力を組み合わせれば、社会参加はできるわけです。**大切なのは、「社会の要求に応えられるように、自分の能力を組み合わせて提供すること」なのです。**

そのことに気づいていただきたいと思います。


例えば、ここに割り箸が1本（片割れ）あったとします。

これを「お箸」と考えれば、2本なくては「役にたたない」ことになります。

けれど、1本の割り箸を、「1本の棒」として考えるとどうでしょう？　マドラーとして飲み物を混ぜたり、綿菓子の軸にしたり、布を巻いてすき間掃除でも活躍します。もっと視野を広げて「削りやすい細い木材」と考えれば、削って板床の穴埋めや家具の補修に使ったり、いろいろな使い道を発見できます。

同じものを見ても、「使えないかな?」と思って、視点を変えて見ることで、いくらでも可能性は広がるのです。

つまり、**自分の能力が「役にたつ」かどうかは、自分が「役だてよう」と思って「使い道を考えるかどうか」にかかっているのです。**そう!「自分の気持ちしだい」です。

とはいえ、視点を変えて考えるのは独力では難しいかもしれません。そんなときに、発達障害の人と一緒に家族、支援者、医師、教師が第三者の目で「なんとか生かす方法はないか」という観点で考えていただきたいのです。「こんな能力なんて役だたない」と思った時点で、それはほんとうに「役だたなく」なってしまうのです。

もしも、今、自分(お子さんや患者)の得意なことを「こんなの役だたない」と思っているなら、まずは「他の何かと組み合わせて役だてないかな?」「別の分野で役だてないかな?」と考えてみてください。また、得意なことから別の才能を伸ばしてもいいです。

そう考えることが、自分(お子さん・患者)の能力と可能性を掘り起こす第一歩なのです。

もちろん、これは発達障害のある人に限ったことではなく、すべての人にいえることです。けれど、その組み合わせに「エッセンス」として、発達障害ならではの感覚を組み込むことで、フツウの人にはできないことが可能になると思うのです。単体ではなんの変哲のないものでも、組み合せによって驚くようなものになることは、よくあることです。つまり、自分の能力を組み合わせて、「組み合わせの妙」を探せばいいのです。

歴史や世界を見ても、アインシュタインやエジソンのような突出した才能をもった人はごくごくわずかです。どうしても「発達障害＝ダメ人間」というレッテルを貼る人が多い世の中に対して、わかりやすい「反証」の例としてアインシュタインやエジソンを挙げているにすぎません。

「発達障害＝〝突出した〟才能をもっている」ということを意味しているわけではないのです。ですから、才能が「突出していない」ということに劣等感を感じて「私は役にたたない」とあきらめてしまうのは、まったくの的外れです。

ここで、一般に「才能」と呼んでいるものについて、よく考えてみましょう。

その多くは、単なる「技術」的な面に重きを置いた能力に対していわれます。とても細かな絵が描ける、やわらかい発想ができる、難しい研究で発見や発明をする……など、これらは、とても表面的なものです。

実は、このように「才能がある」と呼ばれる人々に共通していることがあります。

それは、**「絶対に譲れない信念がある」**ということです。

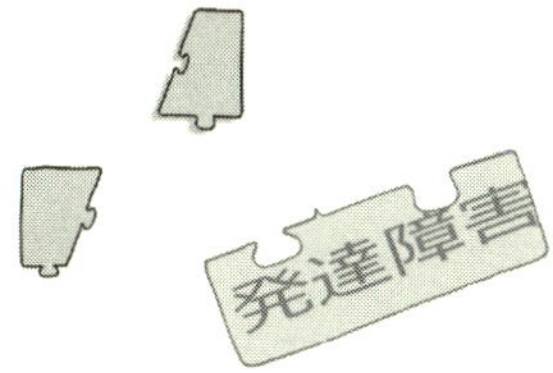

強固な信念があるからこそ、疲れることもなく精緻な細かい絵を描き続けたり、なんとか問題を解決したくて頭をひねって新たな発想を得たり、どうしても物ごとの原理が知りたくて難しい問題を考え続ける、という「すごい」ことができるわけです。

どんなに、すばらしい絵を描く技術や感性があっても、そのベースに何か強烈な信念があって、何かを伝えたいという思いがなければ、その作品にはなんの魅力も生命も宿らないのです。

私の場合を考えてみましょう。

発達障害の診断を受けたあと、いろいろな本やブログや掲示板を含むネット上の情報など読みあさりました。

そのときに、私が感じたのが「家族や支援者、医師や研究者は、当事者の感覚について情報を必要としているのに、圧倒的に、当事者自身の感覚についての情報が少ない」ということ、そして、その情報の少なさこそが、発達障害への理解を阻んでいる、ということでした。

そんな状況を目の当たりにして、「どうすれば発達障害の理解や研究のために必要な情報を提供できるだろうか？」「私（当事者）にしかできない役割があるんじゃないだろうか？　それは何だろう？」ということを一生懸命に考えました。

なんとか、この社会が発達障害の人にとって、そして、発達障害だけでなく何らかのハンディのある人にとって、生きやすい社会になってほしい。そんな気持ちが、私の頭をフル回転させたのです。

その表現の方法として、自分の得意な漫画と文章の組み合せを選んだだけのことなのです。信念のないところに、何を組み合わせても薄っぺらにしかなりません。

けれど、発達障害の人には、「こだわり」が強い人が多くいます。これは、こだわりの方向を少し変えれば「強固な信念」となりえます。つまり、**〝「こだわり」をもつことができる〟というのは、才能を開花させるために最も大切な素地を備えている、**ということでもあるのです。

ぜひ、「こだわり」を自分に向けるのではなく「社会全体の利益」という観点での「こだわり」へと視点を移し、「強固な信念」へと変化させてください。

「私の絵を見て元気になってくれたらいいな」「私の焼いたケーキを食べて笑顔になってくれたらいいな」など、何でもいいのです。

「この世界の見知らぬ誰か」にとって、何か「いいな」を届けたい。そんな気持ちをもつことなのです。

そうすれば、自然に自分のもつ能力を駆使して何かをしようと動き出すことができます。

誰かが自分を必要とするのを待つのではなく、自分から「いいな」を届けようと思うこと。そして、「実現するにはどうしたらいいのか？」自分のもつ能力を組み合わせて実現する方法を、常に考えて試行錯誤し続けること。

それができれば、少しずつですが、確実に道が開けてくる。私は、そう信じています。

診断名は免罪符ではない

現実は厳しいよ……

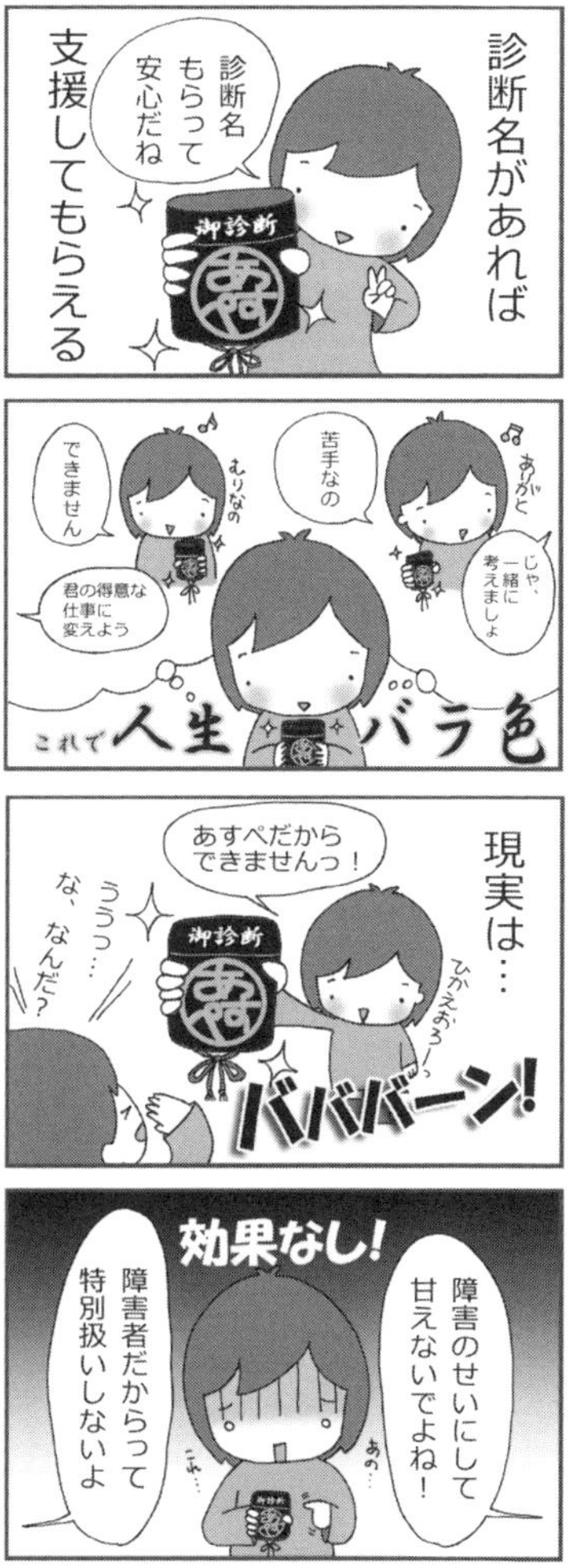
診断名があれば
支援してもらえる
診断名もらって安心だね
御診断
苦手なの
ありがと
じゃ、一緒に考えましょ
できません
むりなの
君の得意な仕事に変えよう
これで人生バラ色
現実は…
あすぺだからできませんっ！
御診断
ひかえおろー
うう…な、なんだ？
ババーン！
効果なし！
障害のせいにして甘えないでよね！
障害者だからって特別扱いしないよ
あの…

これから発達障害の診断を受けようと考えている方から、「どこへ相談すればよいか」など、よく問い合わせを受けます。お答えするときに、私が必ず伝えていることがあります。

それは、診断・未診断にかかわらず、「自分自身が困っていることを解決することに主眼をおく」ことが一番大切だということ。

障害者手帳の申請など公的支援を受けるためには、医師による診断書が必要です。けれど、**診断名はすべての問題を解決する魔法の呪文でもなければ、苦手なことから逃れるための免罪符でもありません。**

「診断を受けたら、なんだか心が軽くなって、周りの人の理解と援助でハッピーになれる！」、そう考えて診断を受けたいと考えているなら、診断名をもらっても全く役にたたないでしょう。

診断名をもらっても、周りの理解と支援を得られるまでには、「周囲の人に理解をしてもらうためにさまざまな働きかけ」を自分自身（お子さんの場合は保護者）が中心になってしなければなりません。あくまでも、医師や心理士、支援者は、その手助けをしてくれるだけにすぎません。

中心となって働きかけをするのは、自分自身なのです。その中で、悩むこともあり、傷つくことも苦しむこともあります。

診断がおりれば理解と支援の環境が、すべて自動的に整って、苦しみから解放されると考えていると、「こんなハズじゃなかった」と診断を受けたことを後悔することになります。

なかには、診断名を「免罪符」として使うものと誤解している方もいるようです。

残念ながら、「発達障害」の診断名は「免罪符」にはなりません。免罪符的に「発達障害だからできません」という使い方をすれば、逆に「障害のせいにして逃げている」と言われて、さらに自分自身が傷つき、かえって苦しむ結果になります。

あくまでも、**発達障害の診断は、「自分自身が困っている本当の原因を探るための指針」**として考えるのがよいと思います。

「発達障害」を前提にして、自分自身の困っていることを日々観察することで、フツウの人からは想像できないようなところで、自分がつまずいていることに気づくことができます。とんでもないところでつまずいていることに気づくことで、適切な対応策や支援を取り入れることができます。

その結果、今までできなかったことができるようになったり、できないことを回避して他の人とは違う方法で最終目標を達成する、ということが可能になるのです。

例えば、何か物ごとをしようとするとき、他の人と違った方法でしようとすると、周囲の理解がなければ押しとどめられてしまいます。そこで、診断名と自分自身の特性を周囲に理解してもらうことで、「違う方法をとること」を黙認してもらう。あくまでも、「黙認」してもらうだけです。

相手によっては協力してもらえるかもしれませんが、それはこちらが強要すべきことではありません。むしろ、黙認してもらうだけでも難しい場合のほうが多いでしょう。

黙認してもらうことで、普通のやり方ではできなくても、自分のやり方でやればできる、ということを周囲に示す「チャンス」を得られるのです。

そうして、つかんだチャンスを生かして、結果を出せれば、次から自分のやり方でやっていける。その結果、やっと「できない」苦しみから解放されるわけです。

次に、診断を受けたくても受けられない方や、発達障害を診断で否定された方にも共通するお話です。

「自分の困っている原因を的確に判断して、常識に捕われずに解決策を探す」。これは、診断を受けてなくてもできることもあります。周囲の黙認が不要なことなら、自分自身でいくらでも試すことができますね。

この観点から考えれば、各地にある成人の発達障害の団体（自助会などの集まり）で、同じような困り感を抱えた方と情報交換をして、「生きやすくなる豆知識」を増やしていくという方法もあります。成人の発達障害の診断が受けにくいという事情もあって、こうした成人の発達障害の集まりは未診断でも参加が可能なところが多いです。

そもそも、診断名の有無、定型／非定型を問わず、誰しもがそれぞれに「困りごと」を抱えています。「自分の困りごとの原因を常識に捕われず、正しく見抜いて、適切な対応をすることで、困りごとを解消する」ということは、診断名の有無、定型／非定型に関係なく、すべての人にとって問題解決の有効な手段です。

ただ、**発達障害の人の困りごとの特殊性は、「常識では気づかないところに原因がある」ために、「常識の範囲で考えている限りは、根本的原因を見つけることができない」「常識的な対処法では問題解決ができない」こと**にあります。

「発達障害かも」という前提を頭の隅に置くことで、「常識的な発想ではうまくいかないかも」と意識して自分の困りごとについて考えることができます。その違いだけなのです。

ですから、グレーゾーンであっても、定型発達の人であっても、「どうしても、これだけはできない」ことがあるなら、一緒に知恵を絞って、「常識を捨てて」考えて、解決方法を見つければいいのです。

本当に大切なのは、診断の有無や定型／非定型にこだわることではなく、「これはこうするもの」という、カチコチ頭のマニュアル思考でもなく、**「各個人が自分に最適な解決方法をとることが許される社会」**なのだと私は思うのです。

支援の受け方

支援の拡充のポイントは「Win-Winの関係」

支援があるとないとで

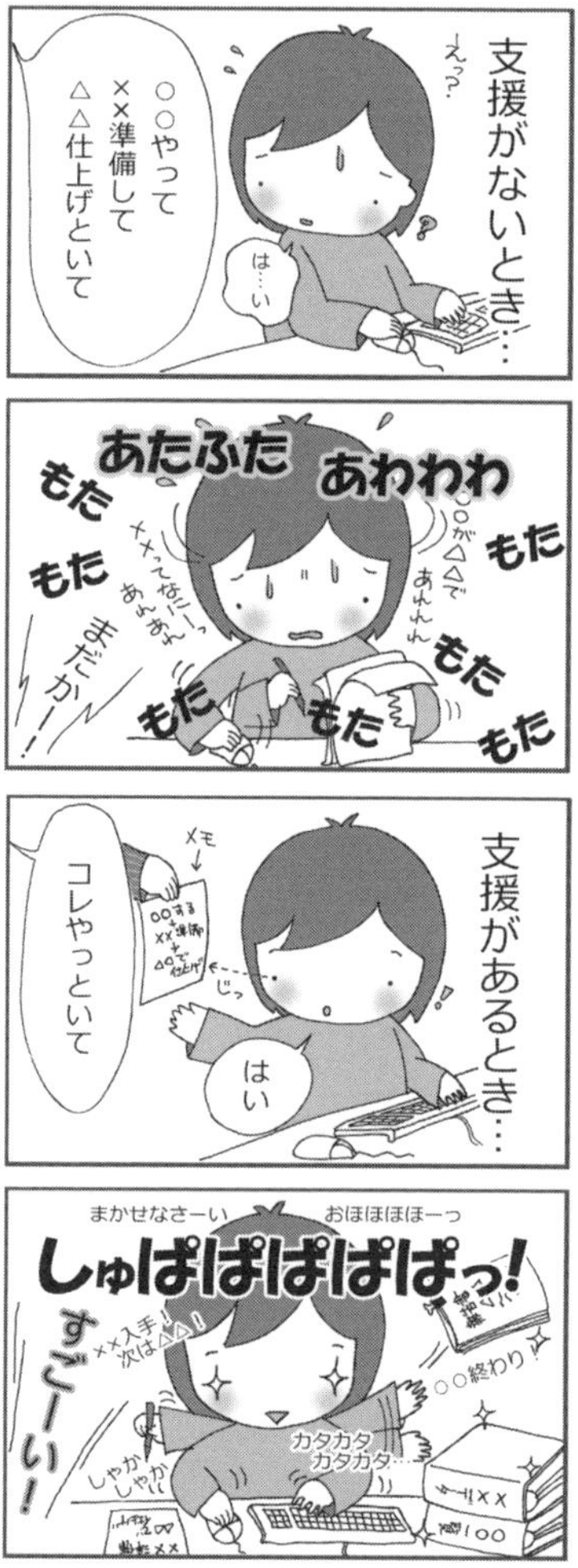

支援がないとき…
えっ?
○○やって
××準備して
△△仕上げといて
は…い
あたふた
あわわわ
もた
もた
もた
もた
もた
もた
もた
××ってなに!? あぁあぁ
○○が△△で あれれれ
まだか—!
支援があるとき…
メモ
コレやっといて
じっ
はい
まかせなさーい
おほほほほーっ
しゅぱぱぱぱっ!
すご—い!
××入手! 次は△△!
○○終わり!
カタカタ
カタカタ…
しゃかしゃか

私は、昔から「人の役にたちたい」という気持ちが強くありました。「役にたつ」人間でなければ、自分の存在価値がないような気がしてしまうのです。子どもの頃に母から「ほんまに、あんたは役にたたん子や」とよく言われことが原因だと思っていました。

ところが、テンプル・グランディン氏の『自閉症の才能開発』という本に、自閉症者は社会貢献したいという気持ちが非常に強いということが書かれていました。

いわれてみれば、物心ついた頃から、「実際に役にたつもの」以外に興味がありませんでした。たとえば、ままごとは「しょせん、本物じゃない。役にたたない」と思っていました。

もともと「役にたつ」ことや物が好きな性質なのに、肝心の自分自身が「役たたず」と言われたらショックですよね……。それで「役だちたい願望」がますます強くなったのかもしれません。

だからなのか、常に「何か社会貢献できることはないか」と考えています。けれど、実際に行動に移すことはできない小心者で、しかもめんどくさがり屋です。

そんなときに、目に入ったのがコンビニの募金箱です。

ある日、おつりをもらって「小銭かぁ。めんどくさいなぁ」と思ったときに、ふとレジ横の募金箱が目に入りました。それまでも、何度も入れようと思ったことがあったのですが、なんだか気恥ずかしくて入れることができませんでした。

しかし、その日は違いました。「私が、〝めんどくさい〟なんて感じるこの7円は、発展途上国では、ものすごく価値のあるお金になる。つまり、この7円は、国が変われば、私が感じている7円よりも、ずっとずっとありがたいものになるんだ……」

そう考えたとき、気恥ずかしさは消え、このお金は何倍もの価値になって活躍するのだと思うと、なんだかワクワクして募金箱にお金を入れることができました。

もう一つ、したいと思いながらできないでいたことがありました。発展途上国の子どもへの継続的な支援です。ある日、日本ユニセフ協会のサイトに「ユニセフツールバー」というのを見つけました。このツールバーで検索すると、「検索した際に発生する広告収益の一部が、協力企業からユニセフ基金として寄付される」というものでした。

すごーい！　検索する人、広告を出す人、ユニセフの三者が誰も犠牲になることなく、発展途上国へ寄付されるという仕組み。今までは、寄付やボランティアというと、「自分が犠牲を払って人を助ける」というイメージでした。けれど、この仕組みは違います。だれも一方的に犠牲になったり損をしたりしない。むしろ、お互いに役だっていながら、人を助ける手だてになっているわけです。

そう！　**ビジネスだけでなく、発達障害の支援も「Win-Win」の関係を取り入れていくことが大切なのです。**これこそが、大人の発達障害の人が社会に適応するための重要なポイントなのです。

つまり、一方的に相手に「支援してください」だけではなく、支援することによって相手にも「得るものがある」ことが、積極的な支援を広げるポイントなのだと思うのです。

例えば、支援を求める場合に「メモがないとうまく仕事ができません」と、ネガティブなイメージのみを伝えてしまいがちです。

ビジネスは損得を考えます。ですから、「支援がないとできません」「支援してください」と「要求だけを伝える」のでは、相手は一方的に〝損をする〟と感じてしまいます。ビジネスでは、相手に何かを要求する場合、必ずその要求に対して報酬や見返りが求められます。

つまり、支援を要求する側は、相手に対して、自分の支援をすることで、どのような「よいこと」があるのかをきちんと説明する必要があるのです。**発達障害の人であっても、就業面接は「自分」という「商品」を売り込む「ビジネスの交渉」であることに変わりはありません。**商品の説明責任は、売り込む側にあるのです。

先ほどの「メモがなければ……」の例を考えましょう。私なら、こう説明します。

「簡単な走り書き程度のメモでもあれば、○○ができます。メモがあれば、フツウの人よりも集中力が高いので、むしろ人よりもよく○○の作業ができます。」

まず、「支援」はものすごく大変で特別な技術や労力が必要なものではなく、普通の作業の延長のちょっとした心配り程度ですよ、ということを伝える必要があります。なぜなら**「支援が必要です！」なんて言われると、フツウの人は度肝を抜かれるほどびっくりするもの**なのです（私が診断直後に会社に相談したとき、あまりにも大げさに「何ごと!?」というほどの的外れな対応を考えていて、考えてくれた方には悪いのですが、思わず笑いそうになりました）。

先の回答例では「簡単な走り書き程度」の負荷でOKですよ、大きな負荷がかかるようなことではないですよ、と伝えるわけです。そして、メモ（支援）があれば、「フツウの人よりも集中力が高い」という「発達障害ならではの能力」がプラスとなり、相手に「よいこと」があると説明しているわけです。

これは、発達障害だけに限らずいえることですが、就職の面接において、ネガティブな質問に対しては、

・事実は素直に認める。

・ただし、その回避方法があることを簡潔に伝える。

・その回避方法によって、むしろ通常よりも高い効果が得られる可能性を伝える。

という回答を心がけることで、かなり印象が違ってきます。

なぜなら、「ネガティブなことを（かなりこじつけでも）ポジティブに変えていける人」という印象になるからです。

とはいえ、普段から自分という商品をどのように売りこむか、つまり、自分の特性のマイナス面とプラス面についてきちんと考えていることが大切です。就業の面接対策の〝シナリオ〟では、ちょっとしたツッコミに対しても切り返すことができずボロが出てしまいます。何よりも、**自分自身が本心から「自分」という「商品」は「ちょっとクセはあるけど、ほんまにお得なんですよ！」という気持ちをもつことが一番大切なのです。**

柔軟な発想の転換によって、相手も自分もWin-Winの関係が成り立つような自分のオススメポイントを見いだすこと。それが、発達障害の人が就業し、社会の中で生きるために必要なことなのだと思います。

梅永雄二のちょっとひと言

「能力を発揮する環境づくり」

アスペルガー症候群など自閉症スペクトラム障害の人たちは、一般的に「場の空気が読めない」「わがまま」「自分勝手」などといわれます。そのため学校在学中は、先生には叱られ、友だちからいじめに合うことも多いのです。その結果、徐々にSelf Esteem（自尊感情）が失われ、自分は何をやっても駄目だと思い込んでしまいます。

しーたさんも例にもれずいじめに合っていました。そんなとき、図工の先生のほめ言葉により少しだけ自信を回復することができました。「ほめて育てる」とはよくいわれるフレーズですが、発達障害の人たちは小さいときから叱られ続けていることが多いため、ほめられるという経験がほとんどなかったものと考えられます。発達障害の人たちもほめるということで得意な能力をどんどん伸ばすことができるのです。

また、診断について「診断名は免罪符ではない」と述べられています。確かに、診断を受けたからすべてが好転するというわけではないでしょう。ただ、多くの発達障害の人たちは診断を受けたあとに「ホッとした」という表現を使われています。それは今まで苦しんできたことが自分の性格が悪かったせいではなく、また親や教師から「がんばっていない」「やる気がない」と言われ続けていたのが、そうではなく「障害があるからできていなかったんだ」ということがわかったからだと考えられます。

発達障害者支援法ができて以降、支援の内容もずいぶんと変わってきました。しかしながら、目に見えない障害である発達障害の人たちへの支援はこれから、より具体的に推し進めていかなければならないのも事実です。

とりわけ発達障害のある人たちの就労支援では、面接で失敗する例が数多く見られます。しーたさんは、マイナスをプラスに変えるような表現を工夫されています。「メモがないと仕事ができません」という表現はあまりにもつっけんどんな印象を与えてしまいますが、同じ内容でも「簡単な走り書き程度のメモでもあれば、○○ができます。メモがあれば、フツウの人よりも集中力が高いので、むしろ人よりもよく○○の作業ができます」と伝えることにより、発達障害の人の得意な能力をうまく伝えることができたわけです。

実際、アスペルガー症候群ではなかったかといわれているミケランジェロ、ニュートン、アインシュタインらの伝記にはそれらしい記述がたくさん盛り込まれていますが、彼らが抱える困難さ以上に、定型発達の人がもちえない素晴らしい才能を発揮できたのは、そのような能力をうまく開示できたからでしょう。

あるアスペルガー症候群と診断された人が、「定型発達の人が液体としたら、アスペルガー症候群の人たちは固形である」と述べています。丸い固形のものを四角い容器に無理矢理入れようとすれば壊れてしまいます。であるならば、彼らに合った器を用意する、なければ作り出すことが、彼らの能力を存分に発揮できる環境となるのではないでしょうか。

5章 当事者の目線と疑問

発達障害があっても前向きに受けとめて社会参加しましょう

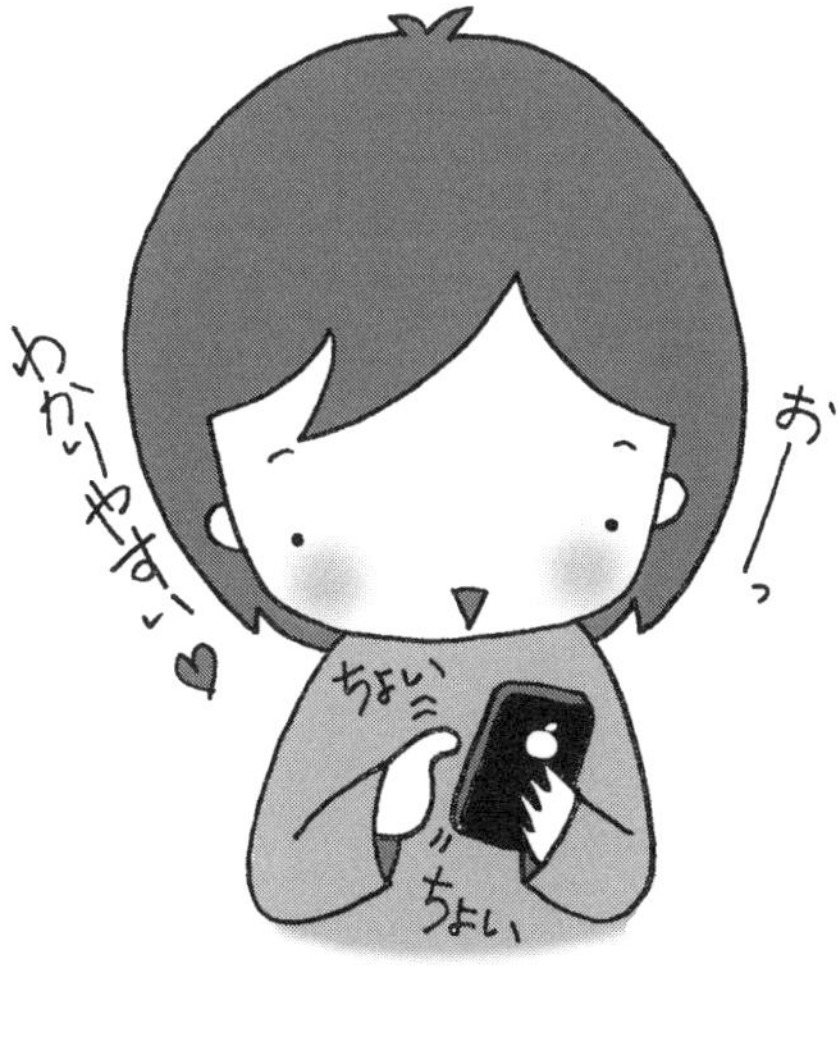

私たち、発達障害と楽しくつきあってます

～当事者どうしで語るハッピーな凸凹ライフ

対談者

しーた
本書の著者。システムエンジニア

どんちゃん
自身にADHD傾向のある専業主婦。夫、子どももアスペルガー症候群であるが、障害があっても考え方しだいで幸せであると感じている

順番どおりの授業が安心

しーた　「どんちゃんは、小さいころどんな子だった？」

どんちゃん　「私は、幼稚園まで『窓ぎわのトットちゃん』みたいに、一日中しゃべってた。小学校では、人数が多いし校舎は古いしで、怖くて萎縮してしまったなぁ。先生に『移動』とか言われても、どこに何をしに行くのかわからなくて。絵だけは得意で、勉強はダメだった」

しーた　「私も、小学校のときには、勉強できなくて、走ってもビリ。小学校の先生の授業って、教科書の順番どおりに進まないことが多くて、今日何をするかっていうのがわからない。あれがどうも苦手で」

どんちゃん　「順番どおりに進んでくれるほうが安心するよね」

文／藤原聖津子

しーた　「そう。中学は教科書の最初から順番に進んでくれるからわかりやすかった。勉強ができる友だちの影響もあったかな。その子のまねして、勉強のスケジュール表を作ってみたの。でも、時間がきても何をやっていいのかがわからない（笑）。とりあえず覚えたらいいのかなって、社会のノートは丸暗記するところから始めた。それだけ徹底的にやるから成績も上がって……」

どんちゃん　「私は、記憶は苦手。生物は好きだったから、こっそり漫画を描きながら授業を聞いてるだけで90点台。でも、他は30点台。親は勉強できない人間には興味がなくてあきらめてた。でも、20歳のときに有名な絵画コンクールに入選したら、『あんたすごいな!』って（笑）。外の評価で変わるのよね。その日を境に、私を見る親の目が違った（笑）」

しーた　「そうそう、私も、中学校の先生に気に入られていて、初めて学校の先生にほめられたら、お母さんからの評価が急に変わった。私は変わってないのに」

どんちゃん　「しーたさんは、つくづく努力家よね。私は、小さいときから『日本一あきらめの早い女』って自分で言ってたし、一度試してダメなら『さ、次いこ』という感じ」

しーた　「私は親に『すぐあきらめる』ってことを許してもらえなかったな。あきらめてもいいと知ったのは30歳越えてから。アスペルガー症候群の診断を受けて、初めて『できることに転換していけばよかったんだ』と知った。ある程度の努力は誰でもしてみたほうがいいと思うけど、発達障害の人の場合、できることと、できるようにならないことの差が大きいと思うので、見極めて努力しないとしんどいかも」

ゴシック体のほうが読みやすい

どんちゃん 「私は、漢字を覚えるのも苦手だったなぁ。でも、ラーメンのCMで熊って漢字を『む、つき、ひ、ひ、でんでん、ばんばん』って聞いて、漢字ってバラバラのパーツで覚えたらいいんだって気づいた。知っていれば、小学校のとき助かったのに（笑）」

しーた 「漢字って、学校では筆順のこと、いろいろ言うよね。必要なのかな？」

どんちゃん 「書道では重要だよ。楷書、行書、草書っていう順番に練習していくけど、楷書の筆順を間違えてたら草書が書けないっていうのはあるかな。うちの子はアスペルガー症候群で、筆順は苦手。例えば『田』の字は、四角にペケって書く。学校の先生には許可を得ているけど。明朝体を見ると、その形のとおりに書こうとして混乱するみたい。私も、明朝体よりゴシック体がいい。改行するときも、単語を切り分けずに改行してほしい。行間も本当は1行空けてもらわないと読みにくい」

しーた 「ブログとかは、まだ読みやすいよね。横幅が狭いから」

どんちゃん 「でも1行15~20文字までかな。上下でも左右でも20センチの範囲内じゃないと眼球を動かしにくいから。文字のサイズにかかわらず、A4の書類を読むには顔を動かさないとダメ。ノートを書き写すにも、ノートと教科書を重ねて置かないとできない」

しーた 「私は、ノートの位置が決まってないとダメ！（笑）　教科書が左！　ノートは真ん中！」

どんちゃん 「パソコンなんか、私はブラインドタッチできないので、画面とキーボード両方見るから疲れる。

しーた　資料を見ながら文字入力しようもんなら、資料、キーボード、画面と3点見るからしんどい。距離が離れれば離れるほどしんどい」

しーた　「私、なぜか英文打つのが苦手。普段、ローマ字入力してるけど、手の動きで覚えてるみたい。例えば、『か』ならこんな動きって。だから、Kの場所、Aの場所って記憶しているわけじゃないから、英語のときは、キーボードからKを探すのに時間かかる（笑）。プログラムの仕事も英語だけど、やっぱり英単語を指の動きで記憶してる。だから、新しい単語が出てきたらスピードが落ちる」

どんちゃん　「私は、言葉にかかわらず、入力ミスがとにかく多い。1行につき4〜5回はミスする。メルアド教えてもらっても打つ気にならない。『どうか相手から先に来ますように』って強く念じてる（笑）」

しーた　「私は、情報漏洩とかセキュリティのこと考えて、メルアドは手打ちしないようにしてる。かっこよく理由つけて『セキュリティ上の問題で』って逃げちゃう（笑）」

どんちゃん　「よし！　それ、私もこれから使わせてもらおう！（笑）」

電子レンジは待てない派？　見守る派？

しーた　「私は、携帯電話のキーが苦手。でも、スマートフォンが出てきて本当に助かってる。それを考えると、使いやすいものが出てくると発達障害で困っていたことが困らなくなるんじゃないかな？

できない人が増えたら、きっと周りが対応しようとする。どんどん進化したら、困っていたはずの人が、困らなくなる。そしたら、いずれは発達障害といわれる人が、障害とはいわれない世界になるかも」

どんちゃん　「私は注意欠如で、集中力がないから、得意な工作でも15分しかもたない。例えば、電子レンジの30秒が待てない」

しーた　「私は、電子レンジのトレイが回ってるのを見るのが好き。2つのこと同時にできないし」

どんちゃん　「あ、そういえば、夫と子どもも直立不動で待ってるわ。私には耐えられないから移動しちゃう」

しーた　「えー、その場所から離れたら忘れない？」

どんちゃん　「うん、忘れる。火を使ってるときは危ないよ。だから、注意欠如からくる家庭内事故でいつか死ぬと思ってた。家族を火事で死なせたらどうしようって。でも、最新型のガスコンロに替えて助かってるよ。焦げ付き防止機能がついてるから、カボチャの煮物がカラメル状のちょうどいい具合で止まったりする。きっと、身近に私みたいな人がいる技術者が、開発してくれたんじゃないかな（笑）」

しーた　「うん。わかるわかる」

どんちゃん　「アスペルガー症候群やADHDで、注意欠如がひどい人は、ほんとうに死に直結してくる。コンセントの火事もそう。片づけられない人の部屋の、たこ足配線から火が出たり」

しーた　「私も昔は、散らかってた。それでも、絶対にコンセントまわりだけは死守してたよ。パソコンも家電も多いし、火が出たら周りの人にも迷惑だからという意識があって。トラッキング防止のキャップをコンセントにさして、家具の奥とかに配置しないで、必ず視野に入る範囲に置いてる」

どんちゃん　「私も、それ買うわ！（笑）」

こだわりには理由がある

しーた　「私は、危ないって思ったら、なぜか実際にそうなる。例えば、水の入ったコップをパソコンの横に置いたら危険というのはわかる。でもやめておこうって思わなくて、面倒だからって置いてたらやっぱりこぼす。『危ない』って思ったことは、私の場合9割は実際に起こる。もしかしたら、『危ないかも』って思った時点で、脳が『やれ』って命令してるのかも。だから、『危ない』って思った時点で、『〝やる〟ことに決まってしまったから、コップをどけるしかない』って思うことにしてる（笑）。

きっと、フツウの人だったら、危ないとわかっていたら、それだけでやめられるんだろうけど、自分が納得する理由がないと、やめようとは思えない。私にとっては、『危ない』＝『やる』なんだなって思うことで、危険を回避するようにしてる。神経質って言われるのは、そのあたりのこだわりが強いことも関係あるのかも」

どんちゃん　「こだわりの裏には必ず理由があるよね。悪いことじゃないんじゃないかな」

しーた　「色にもこだわりがあって、私はすごく細かい色の違いがわかるし、音楽を聞くと色が見える」

どんちゃん　「私は数字。7ならこんな色。2ならこんな色っていうのが見える。昔、刺繍のデザインの会社にいたころ、何千種類の色の糸の中から、『この生地と、近い色の糸を持ってきて』と上司から言われた。私より数か月も先に入社した人がわからないのに、私はたいてい1回でOKが出た。『もっと赤みのある青』『黄色の入った青』とか指示されると、先輩たちにはわからないらしい。私には、わからないのがわからない（笑）」

しーた　「私は、誰に習ったわけではないけど、何色を混ぜたらこんな色になるっていうのがわかる。できるだけ、今見ているのと近い色になるように混ぜて作るんだけど、友だちに『なんでその色を混ぜたら、この色になるってわかるの？』って聞かれた。でも、友だちがなんでわからないのか私にはわからなかった。うちは母が美術関係の仕事でカラーチャートを持ってたんだけど、母親でも見分けがつかない色の違いが私にはわかった（笑）」

井戸端会議は地獄

どんちゃん　「うちの夫婦ね、結婚したときからずっと、毎晩、ご飯食べながら3時間ぐらい議論をしてた。熱い討論大会（笑）」

しーた　「めっちゃいいね！」

どんちゃん　「全然違う考えなんだけど、楽しいよ。例えば、夫は他人に対して希薄で、『人生に友だちなんていらない』らしい。そもそも友だちの定義とは？　って話になったら、『あれは会社の同僚』『あれは、大学の後輩』って夫は捉えてた。私は、1回会ったらみんな友だちっていう感覚だったから驚いたけど、なるほどなぁと思って」

しーた　「私は、ご主人の考えに似てるなぁ。友だちがいないってことは寂しいと思われるけど、そうじゃないと思う。数が少なくても、いい友だちがいたらそれでいい。一人でいる人=寂しい人っていう人がいるけど、寂しいからとか暇だからとか、そういう理由で誰かと会いたいとは思わない」

どんちゃん　「自分一人でやりたいこと、いっぱいあるもんね。『なんてことのない会話』のために、我慢してランチするのとか嫌だし」

しーた　「そう。どんちゃんとは『発達障害の話をする』という目的があるから楽しい（笑）」

どんちゃん　「そうそう。井戸端会議は地獄よぉ～。オチがないし（笑）」

しーた　「話の途中なのに、突然会話が終わって解散することってない？　あれが気持ち悪い！」

どんちゃん　「デザインの仕事やってた頃、周りは変人っていわれてる人ばかりで、話していて楽しかった。今思うと、あすぺさん風の人が多かった。エキスパートな人に多いよね」

自分に合うものを見つけよう

しーた　「そういえば、この前ね。ファミレスでランチを頼んだらコロッケにソースがかかってなくて、他のテーブル見たらソースが置いてあったけど、私のテーブルにはなかった。私はソース使わない派なんだけど、次にここに座った人が困るから、お店の人に言おうかと。でも、自分は使わないのに「ソース持ってこい!」って言ったら、クレーマー扱いされるかなぁとか。それに、フツウの人は言わないのかなって、食べてる間ずっと悩んで、『ここはフツウの人でいよう』って、何も言わずに帰ってきた。それを思うと、クレーマーっていわれる人だって、ただ文句言いたいだけじゃなくて、違う視点から何かを伝えようとしてるのかも」

どんちゃん「私なら、他のテーブルから取って、使って、また戻すわ」

しーた「あ、それは無理!」

どんちゃん「罪悪感を感じる?」

しーた「子どものときに言われた、他人のものを取ってはいけないってルールを破れないのよね。他のテーブルの上のものは、他人のものって考えるから」

どんちゃん「逆の立場で、自分のものを動かされたときはどう? 自閉症の人の中にすごく敏感に嫌がる人もいるけど」

しーた「位置には敏感。私は自分の荷物でさえ、少しでも位置を動かされてると、私の荷物なのかわからなくて、つけているマスコットとかで確認してしまう(笑)」

どんちゃん「私も、家具の角度が違ったりしたらすぐわかる。この前もマウスの位置がずれてたから、子どもに『パソコン使った?』と聞いたら、「なんでわかるの!?」って(笑)。発達障害の人は名探偵になれる！　ハリー・ポッターの映画見てても、ハーマイオニーの髪のふわふわ具合で、撮影した日が同じかどうかとかわかっちゃう（笑）」

しーた　「目のつけどころが違うよね。右といえば左はどうなっているか、上といえば下はどうなっているか、さらに前後は？　なんて、視点を切り替えてなるべく多方面から見るように心がけているけど」

どんちゃん　「人とのコミュニケーションの中でこそ、違う視点も学んで成長できることってあるよね。夫も『結婚してよかったことは、成長できたこと』だって。うちの子どもが不登校なんだけど、人とのコミュニケーションの中から学ぶことは多いから、なるべくいろいろな人と交流してほしいと思ってる」

しーた　「私、中学の頃なんて、まさか自分が理数系の大学に行くとは思わなかった。暗記する教科が得意だったし。でも、高校生のとき、塾の数学と物理の先生が二人とも絵を描いて説明してくれた。それで急に数学と物理が得意になって選択肢が広がった」

どんちゃん　「いい出会いをしたね。私は小さい頃から絵が得意で、それを生かした仕事がしたくてデザイン業界に入った。不得手な部分は、その部分が得意な人にフォローしてもらうことができたよ（笑）。チームでサポートし合えるしね。小さいときから、得手不得手を意識するといいかもね。必ず、その人に合った仕事があると思う」

しーた　「自分にぴったりのものを見つけるのには、時間がかかるはずだけど、自信をもってほしいよね。合うものを見つけたら、きっと、優れた能力を発揮できるよ」

（終）

しーた × 梅永雄二

当事者が支援者に聞きたいQ&A

ここでは、私が疑問に感じている、当事者と支援者の関係のあり方について、梅永雄二先生にうかがってみました。

Q1

発達障害であることをオープンにして働く場合、当事者への「能力の過小評価」「誤解」「誤った先入観」の解消が最も大きな課題であると、私は感じています。そのために、当事者・支援者・職場（学校）が相互に理解を深めるためには、どのような取り組みが有効でしょうか。できれば、具体例を交えてお話いただけるとうれしいです。（しーた）

A1

発達障害であることをカミングアウトして働く場合に、当事者への「能力の過小評価」があるのではないかとの心配をされているようですが、実は、カミングアウトをしなかった場合のほうが大きな問題となることが多いのです。

それは、定型発達の人と思われてしまうため、他の人たちと同じようなことができるとみられてしまうからです。その結果、実際に仕事ができなかった場合に、「こんなこともできないの？」という目で見られてしまうのです。

過小評価をされる場合には、やはり障害者職業センターや障害者就業・生活支援センター、発達障害者支援センターなどの支援者に入っていただき、できることとできないことを明確に伝えてもらうことが大切です。

例を挙げて説明すると、大学卒業後、数十社の会社でうまくいかなかった女性の方がいらっしゃいました。彼女は人と接触することがとても苦手で、感覚の過敏さももち合わせています。そこで、障害者職業センターのカウンセラーが間に入って、彼女の特性を説明し、働く場所や更衣室をできるだけ人と接触しないところに配置してもらいました。

また、仕事のやり取りは、苦手な口頭でのやり取りではなく、すべてメールで行ってもらうようにしました。その結果、テクニカルイラストといった高い技能が必要とされる仕事に従事し、大きな戦力になっています。

発達障害の人に限らず、就職で最も大切なことはジョブマッチングだと考えられます。現在、我が国には約3万もの職種があるといわれています。そのすべての職種にマッチする必要はありません。その中の1種、そして1社で働ければいいのです。

どうしても過小評価されがちであれば、職場の中での配置転換など検討してもらってもいいでしょう。その際にも、就労支援の専門家の人に間に入って説明をしてもらうと、スムーズにことが進むものと考えます。(梅永雄二)

Q2

発達障害の支援者による発達障害への思い込みが、当事者の可能性を狭めていることがあるように感じます。とはいっても、自信を喪失した当事者自身から支援者への要望・提案は難しい状態です。このような場合、どうすれば当事者・支援者がよりよい方向へ進んでいけるでしょうか。(しーた)

A2

発達障害者といってもいろいろな方がいらっしゃいます。アスペルガー症候群やADHDと診断されたことにより、ホッとしたと答える成人発達障害の方が多いのは、それまでつらい思いをされてきたことから、ある意味解放された感があるからかもしれません。その結果、発達障害への思い込みが可能性を狭めるのではなく、発達障害者として自分に合った仕事を選び、可能性を広げていこうとしている方も数多くいらっしゃいます。

発達障害が原因でさまざまな失敗を重ねてこられた方々は、確かに自信を失っていらっしゃる場合があるでしょう。支援者にも専門性が必要ですが、支援者の方々に要望・提案をされることは決して悪いことではありません。

就職における仕事そのものの能力のことをハードスキル、それ以外の対人関係やコミュニケーションなどの能力のことをソフトスキルということがありますが、発達障害の方々の離職・退職要因の8割がこのソフトスキルが原因なのです。

よって、支援機関にもいろいろあるため、自分の要望が出せる支援機関を複数あたってみることも必要です。ハローワークの障害者コーナー、地域障害者職業センター、障害者就業・生活支援センター、発達障害者支援センター、若者サポートステーションなど発達障害の人が相談できる機関も数多くあります。

思い切って挑戦してみましょう。（梅永雄二）

Q3

私は、診断名に左右されない「オーダーメイドの支援」の実現がこれからの発達障害の支援の中心軸になってほしいと考えています。そのためには、アスペルガー症候群、ADHD、LDといった区別は、（医学・精神などの専門分野の研究としての意義はあっても）当事者の実生活の支援にはあまり必要でないと感じています。次期DSM-Vでアスペルガー症候群などが「自閉症スペクトラム障害」に統一されるようであることも含めて、今後の発達障害への支援の方向性についてお話しいただけないでしょうか。（しーた）

A3

DSM-Vにおけるドラフト（草稿）がインターネットなどで閲覧できるようになり、自閉症、アスペルガー症候群、特定不能の自閉症（非定形自閉症も含む）、広汎性発達障害などの名称がすべてASD（自閉症スペクトラム障害）に統一されることになるようです。この中にはADHDやLDは入っていません。

おっしゃるように個々の特性に応じた「オーダーメイドの支援」はとても大切なことだと思います。ただ、どのようなオーダーメイドを行うかの前段階として発達障害のそれぞれの特徴を把握しておくことが必要だと考えます。

たとえば、スーツをオーダーメイドする際に、基本的なスーツという概念が前提にあり、それを踏まえて個々の体型に応じた寸法を測ってスーツを作りあげることになります。つまり発達障害という大きな枠をふまえて、その中で個々のオーダーに対応するほうが支援もスムーズに進めることができるのです。

発達障害といっても自閉症・アスペルガー症候群などの広汎性発達障害、LD、ADHDの定義は異なりますが、それらが単独で現れている人、重複している人、重複の度合いも均等ではなく、ADHD3割、アスペルガー症候群7割などといったさまざまな人たちがいます。

読み書き計算に困難を抱えているLD、多動、衝動性、注意力に課題があるADHD、そして対人関係やコミュニケーションがうまくいかない自閉症スペクトラム障害といったことをきちんと把握したうえで、個々の発達障害の人たちへの対応を行うほうが、支援の目標が明確で具体的になるものと考えます。（梅永雄二）

私たちができること

梅永雄二

前向きに生活するためのライフスキル

ライフスキルとは、WHO（1993年）によると「人々が日常生活で生じるさまざまな問題や要求に対して、建設的にかつ効果的に対処するために必要な能力」と定義されています。しかしながら、その中身は「意思決定スキル」「問題解決スキル」「創造的思考スキル」「批判的思考スキル」「効果的コミュニケーションスキル」「対人関係スキル」「自己認識スキル」「共感スキル」「感情抑制スキル」「ストレスへの対処スキル」など自閉症スペクトラムの人たちには極めて困難なスキルばかりです。よって、発達障害の人に合ったライフスキルを検討する必要があります。

たとえば、一人の青年が親元を離れて、一人暮らしをしなければならなくなったと考えてみましょう。一人暮らしをするうえでどのようなライフスキルを我々は必要としているでしょうか。まず休日を除く日々のスキルから考えていきましょう。

「朝、決まった時間に起きる」「顔を洗う」「朝食を（作り）とる」「歯を磨く」「ひげをそる（女性の場合は化粧をする）」「髪をセットする」「適切な服に着替える」「家に鍵をかける」「乗り物を利用する」「遅刻をせずに職場に行く」「（場合によっては）適切な職場の衣服に着替える」「上司、同僚に『おはようございます』のあいさつをする」「昼食をとる」「昼休みに適切な余暇をとる」「ときに応じて残業をする」「仕事が終わったあとに『失礼します』のあいさつをする」「コンビニなどで買い物をする」「帰宅して手を洗う」「夕食をとる（料理をして食器を洗う）」「入浴する」「パジャマなどの部屋着に着替える」

「テレビを見たり音楽を聞いたりして余暇を楽しむ」「寝る前に歯を磨く」「適切な時間に就寝する」などが考えられますが、それほど対人関係スキルは多くはありません。もちろん、その人の年齢や地域、家族構成や家族の考え方によって異なる部分もあるので、これは一つの例にすぎません。

1日のスキル以外にも1週間の生活におけるスキル、1か月、1年、その他さまざまなライフスキルがありますが、このような自立生活スキル、日常生活スキルといわれるものはとても大切なスキルなのです。

支援者、家族は障害をどう理解してお互い共生すべきか

定型発達の人が何気なく行っているライフスキルが、発達障害者の人たちの中には、意外とできていない人が多いのです。支援者、家族は右のようなライフスキルの中で、発達障害当事者がどのようなことができていて、どのようなことができていないかを把握しておく必要があります。そして、できないところを否定したり、無理に直そうとするのではなく、どのような支援を行えば対処できるかを共に考えていくとよいでしょう。

たとえば、会社勤めをしている発達障害者が意外と対応できていないスキルに、昼休みの余暇の過ごし方があります。余暇は余った時間なので、定型発達の人はそれぞれ自分の好きな活動、人によってはコーヒーを飲んだり、新聞・雑誌を読んだり、音楽を聞いたり、体操をしたり、たばこを吸う人もいるかもしれません。さらに、世間話をする人たちもいるでしょう。仕事そのものは構造化されて

いるので、教えられたとおりできたとしても余暇の過ごし方は学校や家庭で具体的に教えてもらったことがないため、柔軟に対応しなければなりません。この柔軟性というのが発達障害の人たちには難しい課題なのです。

発達障害の人の中には、昼食をトイレの個室でとる人がいるくらいです。このような場合、人づき合いが苦手なので一人になれるところを確保しておく、あるいはそのような特徴を上司や同僚に説明しておくこともいい支援といえるでしょう。

2章でも述べたように彼らには彼らの文化があるのです。支援者や家族は自分たちの文化に無理やり発達障害当事者の人たちを入れ込もうとし過ぎるきらいがあります。彼らの文化がどのようなものであるかをきちんと把握しておきましょう。

今から当事者、支援者ができること

当事者、あるいはそう思われる方々の中にはきちんとした診断を受けている人もいれば、まだ未診断の方もいらっしゃるかもしれません。発達障害者に対する支援制度は近年急激に変化を遂げています。とりわけ、2011年7月に発達障害者は精神障害者に含まれることになったため、支援の範囲も広がりました。その支援を受けるためには、LD、ADHD、アスペルガー症候群などのきちんとした診断がなされていることが前提となります。

発達障害者としての診断がなされたあとはさまざまな支援機関に援助を得ることができます。就労に関してはハローワークの障害者コーナー、地域障害者職業センター、障害者就業・生活支援センターなどが相談窓口となります。引きこもり対策などでは若者サポートステーションがあります。そしてトータルサポートに関しては発達障害者支援センターがあります。本人が何に困っていて、どのような支援が必要なのかを検討し、それぞれの機関で相談をすることが大切です。

保護者や支援者が気をつけておかなければならないことは、彼らを無理に変えようとしないことです。自閉症を中心とする発達障害児者の支援で著名な児童精神科医の佐々木正美先生は次のようにおっしゃっています。

「自閉症スペクトラムの人に社交性を求めるトレーニングをすることが、どれだけ自閉症スペクトラムの方を苦しめていることでしょうか。自閉症スペクトラムの人が社交性のトレーニングするのではなく、回りにいる私たち、親や教師などの支援者が、トレーニングして彼らとの接し方を学ぶべきです。ソーシャル・スキル・トレーニングは、回りの人たちにこそ必要なのだと言ってもいいくらいです」

支援者は発達障害の人たちが苦手なことを理解し、無理強いすることはせず、彼らに合った環境をつくり出す努力をしていきましょう。

おわりに

この本には「発達障害の当事者が失ってしまった〝自信〟を取り戻せるような内容にしたいな」という私の思いを込めました。それが少しでも伝わっていたらいいなぁと思います。

小学校低学年時代の私は、運動も勉強もできないクラスでダントツの落ちこぼれでした。小学校・中学校時代、数学が苦手で国語と社会が得意でしたが、大学は理系工学部へ進みました。大学では「しーたが触るとパソコンが壊れる」とまでバカにされていたのに、いまやシステムエンジニアとして働いています。当時の落ちこぼれの私を見た人が、今の私を予想することは絶対に不可能だったでしょう。

数年前の私は、身も心もぼろぼろになって休職し、家に引きこもっていました。二次障害のうつ病の状態も極限まで悪化し、ただの「心を病んだ中年の独身女」だったわけです。そんな状態の人間の「未来」として、今の私を予想できたでしょうか。「現在」がどう見えていたとしても、「未来」を推し量ることなんてできないのです。「未来」は決して「現在」の延長ではありません。自分が望んで、日々の小さな試行錯誤を重ねることで、どんどんと変えていけるのです。

そして、それは誰であっても、何歳であっても、可能性があるということ。そして、その可能性を現実に変えるのは、自分自身の心と行動だということなのです。

ですから、今、「自分はだめだ」と思っている人、「うちの子大丈夫かな……」と不安を抱いている親御さんは、ぜひ「希望」をもってほしいのです。過去の私と同じだということは、私と同じように未来を変えることも可能だということなのですから！

すべては、自分自身が「希望」をもって、日々の小さな行動を変えることから「未来」は変わり始めます。ただ、残念ながら、魔法のように突然世界が変わるような方法はありません。

発達障害の人は周囲の人から刷り込まれた「普通の方法」で努力が実らず、「努力が足りない」と言われ続けてきたために、「努力」という言葉に過剰反応して、「努力」自体を放棄してしまうこともあります。

その気持ちもよくわかりますが、それは、目に障害のある人が「白杖使わなきゃ歩けないなら、もう歩かない！」と白杖を放り出すのと同じです。フツウの人に最適化された社会を、障害のある人が歩くためには、うまく歩くための「補助道具を探して使うための練習」は最低限必要です。それは、他ならぬ自分の身の安全のためなのです。

自分に合った方法を探すのは、初めはうまくいかないかもしれませんが、試行錯誤を重ねることが大切です。試行錯誤で少しずつ楽になったり便利になったりする過程そのものを楽しむことが、最大のコツなのだと思います。

最後に、この本の監修を引き受けてくださった梅永雄二先生、出版の機会をくださった学研教育出版の相原昌隆氏、対談に協力してくれたどんちゃん、応援してくださる読者の方、その他たくさんの方々の支えがあって、この本が世に出ることになりました。

すべての方々に心から感謝の気持ちを捧げます。

しーた

学研のヒューマンケアブックス

発達障害　工夫しだい支援しだい
私の凸凹生活研究レポート2

2011年11月8日　第1刷発行
2014年2月4日　第3刷発行

著者　しーた
監修　梅永雄二
発行人　松原史典
編集人　川田夏子
企画編集　相原昌隆

デザイン　ソヤヒロコ
DTP　佐野いちこ
イラスト　しーた
協力　中西美紀、藤原聖津子、どんちゃん

発行所　株式会社　学研教育出版
〒141-8413　東京都品川区西五反田2-11-8
発売元　株式会社　学研マーケティング
〒141-8415　東京都品川区西五反田2-11-8
印刷所　共同印刷株式会社

この本に関する各種お問い合わせ先
【電話の場合】
●編集内容については　Tel 03-6431-1576（編集部直通）
●在庫、不良品（落丁、乱丁）については　Tel 03-6431-1201（販売部直通）
●この本以外の学研商品に関するお問い合わせは下記まで。
Tel 03-6431-1002（学研お客様センター）
【文書の場合】
〒141-8418 東京都品川区西五反田2-11-8
学研お客様センター『発達障害 工夫しだい支援しだい』係

学研の書籍・雑誌についての新刊情報・詳細情報は、下記をご覧ください。
学研出版サイト　http://hon.gakken.jp/